AF501411

LE DENTISTE DE LA JEUNESSE,

OU

MOYENS

D'AVOIR LES DENTS BELLES ET BONNES;

PRÉCÉDÉS

DES CONSEILS DES POËTES ANCIENS SUR LA CONSERVATION DES DENTS;

e destiné aux Pères et Mères, et à toutes les onnes chargées de l'Éducation des Enfans;

PAR J. R. DUVAL,

entiste, Membre des Collége et Académie de Chirurgie de Paris, et de plusieurs Sociétés savantes.

A PARIS,

CHEZ CROULLEBOIS, libraire de la Société de Médecine de Paris, rue des Mathurins S.-Jacques, n° 398.

M. D. CCC V.

A SON EXCELLENCE

MONSEIGNEUR

LE COMTE

DE FUENTES,

GRAND D'ESPAGNE DE PREMIÈRE ORIGINE,
ET MARÉCHAL DES CAMPS
ET ARMÉES
DE SA MAJESTÉ CATHOLIQUE, etc. etc.

MONSEIGNEUR,

La confiance spéciale dont VOTRE EXCELLENCE *m'honore, m'autorise à lui faire hommage d'un Opuscule dont le but est d'instruire la jeunesse sur une partie des soins physiques qui lui sont dus. Issu, MONSEIGNEUR, d'une des plus anciennes et des plus illustres familles des ci-devant Pays-Bas espagnols, vous en soutiendrez toujours la splendeur par vos talens militaires; mais aujourd'hui votre goût pour les Sciences vous fait agréer ce foible gage des sentimens que je dois à VOTRE EXCELLENCE: ainsi vous justifiez la nécessité de connoître les principes énoncés dans cet écrit, et c'est beaucoup pour le public, qui a presque toujours besoin d'un guide éclairé.*

Je suis, avec un très-profond respect,

MONSEIGNEUR,

DE VOTRE EXCELLENCE,

Le très-humble et très-obéissant serviteur,
DUVAL.

PRÉFACE.

On doit ensucrer les viandes salubres de l'enfant, dit Montagne en traitant de l'éducation (1); de même les préceptes de la Médecine, pour conserver la santé, n'excluent pas toujours les graces (2). J'en appelle à ces sentences diététiques de l'École de Salerne, qui, soutenues du rithme de la poésie, s'impriment mieux dans la mémoire, et passent si facilement de bouche en bouche. Cet exemple

(1) Liv. I, c. 25.

(2) Hippocrate vouloit que le médecin, même auprès du lit du malade, fût toujours accompagné des graces; c'est un puissant moyen pour capter sa confiance : ainsi nous présentons, dit le Tasse, à l'enfant malade, un vase dont les bords sont frottés d'une liqueur sucrée; heureusement trompé, il boit les sucs amers, et doit la vie à son erreur.

Cosi' all'egro fancial' porgiamo aspersi
Di soave licor gli orli del vaso :
Succhi amari, ingannato, intanto ei beve
E dall' inganno suo vita riceve.

La Gierusalemme liberata, c. 1, v. 3.

m'a engagé à emprunter des Poëtes leurs idées, pour rappeler à l'homme les soins qu'il convient de donner à ses dents. En parlant à la jeunesse, je dois lui tenir un langage puisé dans ces sources, qui flattent son imagination, et qui s'accordent tant avec ses goûts. C'est une tâche difficile sans doute ; elle est commandée par l'espèce d'oubli des divers Ouvrages publiés sur la conservation des dents, ouvrages qui, quoique bons, n'offrent pas cet intérêt d'utilité et d'agrément à ceux pour qui on les avoit destinés : les détails anatomiques qu'on y trouve, auroient-ils nui au but de leurs auteurs? Aussi peu agréables au récit qu'à la vue, je ne les ai à peine esquissés que pour être intelligible.

Ainsi je commence par faire connoître sous le titre de Conseils des Poètes anciens sur la conservation des dents, combien on étoit attaché à la propreté de la bouche dans les temps reculés : pour ne pas en interrompre la lecture, on a placé à la suite, par ordre de numéros, les notes qui y ont rapport ; elles contiennent les passages des Poètes grecs et latins, dont je n'ai eu d'autre ambition que de former un cadre historique en notre langue. Si on y retrouve quelques citations de Poëtes français, c'est que, comme traduction ou imitation des anciens, elles en rendoient toute la finesse, dont je n'avois pu que tracer l'idée.

J'expose ensuite les moyens d'avoir les dents belles et bonnes. Cette partie est divisée en six paragraphes : le premier traite des dents en général ; le second a pour objet la première dentition ou les dents de lait ; le troisième est consacré à la seconde dentition ou aux dents de remplacement et aux dents permanentes ; au quatrième se trouvent les détails de la propreté de la bouche ; le cinquième apprend à connoître ce qui est nuisible aux dents ; enfin le sixième et dernier paragraphe est destiné à l'examen de quelques préjugés sur les soins qui conviennent aux dents.

Quoique destiné à la jeunesse, toutes les classes de la société ne liront peut-être pas cet écrit sans intérêt et sans profit ; je les y engage ; et pour eux plus encore que pour moi, si j'ose dire, je sollicite cette faveur de leur attention : à tout âge on doit soigner ses dents, et lors même qu'on est privé de quelques-unes, ce qui en reste, est encore un objet précieux à conserver. On a dit il y a long-temps, qu'on ne connoissoit bien le prix de ses dents, que lors, qu'on les avoit perdues : n'attendez pas ce moment, Lecteur, pour vous pénétrer de ces vérités, qu'on ne doit se lasser de remettre sous vos yeux.

Nota. *Les Conseils de Poëtes anciens sur la conservation des Dents*, ont été lus dans la Séance publique de la Société de Médecine de Paris, le 5 avril 1803, et insérés dans le Magasin Encyclopédique, rédigé par M. A. L. Millin, N.° 19.

LE

LE DENTISTE
DE LA JEUNESSE.

Conseils des Poètes anciens sur la conservation des Dents.

Aux différentes époques de la vie sociale, l'opinion des hommes a beaucoup varié sur les caractères de la beauté des dents ; les naturels du Pérou (1) et de la Nouvelle-Hollande (2) estiment infiniment la privation d'une incisive. L'Indien de Java (3) ne manque pas de mettre une dent d'or à la place de celle qu'il a perdue ; les Japonois (4) passent plusieurs jours sans manger, pour laisser agir la teinture dont ils embellissent leurs dents. En général, chez les modernes comme chez les anciens, on s'est fait, surtout parmi les Européens, des idées plus justes de la beauté.

Les poètes ont parlé des dents depuis leur sortie (5) jusqu'à l'époque où, suivant l'expression de Lucrèce (6), l'âge semble leur commander de tomber. La solidité (7), le bel arrangement (8) et la blancheur de ces organes (9), suggèrent aux poètes nombre d'images qu'ils rapprochent de celles d'une bouche de roses (10) et de lèvres vermeilles (11). Par quel contraste aussi nous peignent-ils tous les désordres de la denture ? En les présentant sous des regards hideux, n'ont-ils pas eu l'intention de nous avertir des soins qu'il convient de donner à la bouche?

Le défaut de propreté ternit l'éclat des dents, dit Ovide (12); la couleur jaune, livide ou noire dont Horace les peint (13), paroît tenir à la même cause; et Martial (14) les a comparées au buis et à la poix. Le chantre de la Fable indique (15) la source du désordre dans son tableau de l'Envie; il donne à ce monstre des dents couvertes de rouille, *Livent rubigine dentes*; comme si l'Envie étant privée de l'occasion de manger ou de ronger, il s'amassoit autour de ses dents alongées une sorte de limon et de tartre (16). Plaute fait dire à un parasite affamé: « J'ai la bouche amère et les dents épaisses (17). » Catulle, dans le portrait du débauché AEmilius, dit que ses dents étoient longues d'un pied et demi, et ses gencives semblables aux rebords d'un vieux coffre (18). Cette image exprime l'action du tartre qui déchausse les dents, les fait paroître plus longues, les ébranle et en accélère la chute (19).

Dans une épigramme de Martial, on lit qu'une vieille à prétention avoit perdu presque toutes ses dents; il n'en restoit que quatre, encore étoient-elles ébranlées; il lui survint un rhume; et, en toussant, elle les cracha (20). Ce n'est point ici une fiction poétique; Hérodote (21) raconte que la même aventure étoit arrivée à Hippias, fils d'Aristippe. Quelles que soient les causes de la perte des dents, on a toujours cherché à la réparer; aussi voit-on Pallide (22) plaisanter une coquette surannée, en lui disant que pour le prix de ses cheveux, de son fard, de sa cire, de son miel et de ses dents, elle auroit acheté un masque entier. Non moins mordant que le poète grec, Martial tient le même langage : « Vous achetez, dit-il à Lélie (23) « des dents et des cheveux, et n'en rougissez pas, « mais que ferez-vous avec un œil? on n'en « trouve point à vendre. »

Que l'os et l'ivoire remédient au désordre de la bouche d'Eglé (24) ; que Galla, plus raffinée, ôte pendant la nuit ses dents artificielles (25), on retrouve partout ces traces bienfaisantes de l'art. On ne peut pas croire que le fil d'or connu du temps d'Hippocrate et de Celse, fut le seul moyen employé pour attacher les dents (26). On pouvoit se servir d'autres fils moins solides ; sans cela, Horace n'auroit pas eu occasion de citer les sorcières Canidie et Sagane courant la ville, et perdant l'une son râtelier, l'autre ses cheveux postiches (27).

Des mâchoires affaissées par la perte des dents impriment, aux jeunes gens comme au vieillard, le caractère effrayant (28) de la décrépitude. Suivant Juvénal (29), les uns et les autres sont réduits à broyer leur pain sur des gencives rasées, et leurs lèvres laissent échapper la salive dont elles sont toujours mouillées.

En donnant à la jeunesse des leçons de propreté, le chantre de l'Amour (30) fait attention à l'odeur de la bouche, que les parfums ne masquent pas toujours ; aussi recommande-t-il (31) à celle qui a l'haleine forte, de ne jamais parler de trop près, ni à jeun : quoique ce défaut puisse tenir à d'autres causes, souvent il vient de l'état des dents trop négligées (32).

C'en est assez de ce tableau (33) ; mais comme à côté du mal est presque toujours le remède, il faut, dans les mêmes sources, puiser quelques conseils. Macédonius (34) dit à une vieille : « Quel art médical pourra jamais raffermir vos « dents ? » Martial répond (35) : « Cascellius « rétablit les dents malades comme il en fait « l'extraction. » Pour les conserver, les livres de l'art indiquent des préceptes ; moins instructives, les leçons des poètes seront sans doute plus agréables. On lit dans l'*Art d'aimer* (36), que l'homme ne doit jamais avoir de tartre sur ses dents, et qu'il faut que la jeune fille lave tous les matins les siennes avec de l'eau (37) ; Ovide paroît cependant avoir remarqué que l'eau ne suffit pas ; afin d'éviter le tort que se fait une beauté, en montrant, lorsqu'elle rit, des dents noires, trop longues, ou mal rangées, il recommande le jeu des lèvres dans la manière de rire (38) : auroit-il ignoré ce que peut le dentiste en pareil cas ? ses opérations bienfaisantes donnent souvent à la bouche les graces que Salomon admiroit chez la reine de Saba : « Vos « dents, lui dit-il (39), sont comme un troupeau « de brebis nouvellement tondues, qui sortent « du bain. »

L'eau n'étoit pas le seul moyen employé pour

la propreté de la bouche : on avoit recours à des compositions médicinales; les unes appelées dentifrices (40), étoient composées de poudres et de parfums. Martial semble en consacrer l'usage en apostrophant quelqu'un qui avoit des dents artificielles; « Qu'y a-t il de commun entre « vous et moi (fait-il dire au dentifrice)? que la « jeune fille me préfère ; je n'ai pas coutume de « donner de l'éclat aux dents qu'on achète (41). » On trouve beaucoup de recettes (42) écrites en vers et en prose chez les anciens médecins ; celles de Messaline et d'Octavie y tiennent aussi leur place (43). Peut-être doutera-t-on que ces compositions fussent préférables au dentifrice, dont Apulée fit présent à Calpurnianus : les vers charmans qu'il y joignit, annoncent tout ce que l'Arabie offre de meilleur ; « C'est une « poudre excellente, dit-il, très-fine, qui a la « propriété de blanchir les dents, de dissiper l'en-« gorgement des gencives, et d'enlever le reste « des alimens, de sorte qu'on ne montre aucune « trace de tartre, pour peu que le rire force « l'ouverture des lèvres (44). »

Lorsque Martial (45) reproche à Fescennia d'avoir dans sa bouche les pastilles de Cosme, pour corriger la mauvaise haleine causée par le vin qu'elle avoit bu la veille, ne les considère-t-il pas comme une composition dentifrique (46)? « Ces déjeûners, dit-il, nettoyent les dents ; « *ista linunt jentacula dentes.* » Il ne faut pas perdre de vue l'expression du poète, *jentacula* ;

elle rappelle l'obligation de donner, tous les matins, des soins à sa bouche.

Les électuaires et les opiats destinés au même usage, paroîtroient peut-être d'une date moins ancienne, si l'on n'en trouvoit quelques formules dans les premiers livres de l'art (47) : les substances odorantes n'y étoient point oubliées. Quel goût opposé ne trouvera-t-on pas chez les Celtibériens qui avoient adopté l'urine pour dentrifice (48). Au risque d'en avaler, ne falloit-il pas être infiniment attaché à une belle denture ? C'est le reproche de Catulle à l'égard d'Egnatius (49), qui rioit sans cesse pour montrer des dents blanches; le poète le soupçonnoit d'employer le moyen rebutant dont se servoient les Celtibériens : « Pour donner, dit-il, plus « d'éclat à ses dents, il fait plus que de s'en gar- « gariser. »

Que ceux dont Pétrone retraçoit le luxe et la mollesse, eussent un cure-dent d'argent (50), Martial se rapproche plus des principes de l'art: « Le lentisque, dit-il (51), est le meilleur, mais « si vous n'en avez pas un tendre rejeton, vous « pouvez vous curer les dents avec une plume. » Si la nécessité a fait recourir à ce moyen, il n'étoit pas reçu d'en user trop librement : Ovide défend de se nettoyer les dents en société (52). L'oubli de cette bienséance a probablement attiré à Esculapus l'apostrophe de Martial : « Il « étoit édenté, et le cure-dent de lentisque étoit « toujours dans sa bouche (53). »

Les coquettes de la Grèce, quand elles ne rioient pas, avoient coutume de tenir une petite branche de myrte entre leurs dents, pour en faire voir la beauté : ce trait n'a point échappé au comique Alexis (54); pourquoi n'y pas trouver plutôt une invention du besoin (55)? Hippocrate (56) et les autres médecins de l'antiquité (57), faisoient aussi mâcher certaines substances, afin de dissiper l'engorgement des gencives et de raffermir les dents ébranlées. Les avantages qu'on a souvent obtenus de ce moyen, l'ont converti quelquefois en objet de luxe et d'agrément (58).

Tels sont les conseils que donnent les anciens poètes sur la propreté et la conservation des dents ; en vain diroit-on que Tibulle peint Vénus, toujours sûre de plaire, sans avoir soigné sa bouche (59) : ce n'est qu'en se conformant aux préceptes de l'art, qu'on donnera aux dents ce brillant qui a fait dire au chantre de l'Amour : « Je reconnois vos soins à cette blancheur qui « reluit dans votre bouche (60). » Que Julie se présente aux yeux de Manlius, elle brille, suivant Catulle (61), par une bouche fleurie : elle avoit sans doute ces dents de neige, si chantées par les favoris des Muses (62), ou ce rang de perles, vanté par Lucien (63) ; et Théocrite alors eût pu en estimer l'éclat au dessus du plus beau marbre de Paros (64).

Que la jeunesse, qui, avec trop de sécurité, regarde la perte des dents comme un problême incertain, se ressouvienne, d'après Martial, que la figure n'est pas agréable, quand il manque une dent sur le devant (65); c'est une bouche, a dit un poète grec (66), qui n'a plus les graces dont elle étoit parée : aussi le bon Ovide propose comme un remède contre l'amour, de faire rire celle qui est mal dentée (67); attentive à cette ruse, la jeune amante ne doit-elle pas songer que l'art est là pour l'en défendre (68)? Puisse un semblable motif rappeler à l'homme qui veut plaire, les vers suivans :

> Si Chloé dans ses dents vous offre quelque appas,
> Par les vôtres, Daphnis, ne lui répugnez pas.

NOTES.

(1) En rapportant, dans ses Recherches philosophiques sur les Américains, t. 1, p. 11, sec. 1, l'origine de cette coutume bizarre chez les Péruviens, De Paw observe que cette mutilation se pratique également à Congo et à Matamba, en Afrique, ainsi que dans la Nouvelle-Guinée.

(2) Nouveau Voyage autour du monde, par Dampierre, t. 2, c. 16, p. 141. Relation d'une expédition à Botany-Bay, par Watkin-Tinch, p. 70. Blumenbach *collectionis suæ craniorum*, dec. 3 et 4, tab. 27 et 46. Collins a décrit les cérémonies singulières et plaisantes qu'on observe pendant l'extraction de cette dent : Account of the English Colony en New-South Wales, p. 563.

(3) Hinc etiam videas Javanos ac cœteros Indos rariores ostendere dentium ordines, in quorum vacuos loculos ditiores aureos reponunt dentes. J. Bontii, *de medicinâ Indorum. lib.* 4.

(4) L'Esprit des usages et des coutumes des différens peuples ; par Demeûnier, l. 9, c. 2.

(5) . . . . cum septimus annus
Transierit puero, nondum omni dente renato.
JUVENAL, *Sat.* 14, v. 11.

(6) Nec minus in certo dentes cadere imperat ætas
Tempore . . . . Lucretii, *de Naturâ rerum*, *lib.* 5, *v.* 672.

En modifiant le texte de l'auteur, mon intention est de détruire une erreur que le temps a consacrée : ce n'est pas la vieillesse qui fait tomber les dents; mais, souvent à cet âge, on en est privé par d'autres causes. Cette observation n'avoit point échappé à Hippocrate, qui, après avoir parlé de la chute des premières dents, dit expressément (p. 241, ed. Foësii) : *At qui postea nascuntur, ad senectutem usque remanent.* Si même au milieu de la décrépitude, et après les jouissances d'une vie voluptueuse, Anacréon, ode 58, avec ses cheveux blancs et ses dents vieilles, offre la preuve de cette vérité, on aime à la retrouver aux Indes Orientales, voyage de Schoutten, t. 1, p. 272; à Taïti, voyage de M. De Bougainville, p. 11, ch. 3, et chez les naturels de Surinam, description de Surinam, t. 1, ch. 4.

(7) *Cum calceatis dentibus veniam*, dit un parasite dans la comédie des Captifs, de Plaute, act. 11, scèn. 2, expression qui s'accorde si bien avec celle qui est reçue dans notre langue, pour en peindre l'état opposé, *dents déchaussées.*

(8) Filia mea, quod tibi verbum fugit e vallo dentium.
Homeri *Odys.* A. V. 64.

Infans septenos postquam compleverit annos,
Producti dentes vallum oris erunt.
Ex Elegiâ Solini, in lib. 15. *Stromatum Clementis Alexandrini.*

C. Bachot, dans son Traité des Erreurs populaires, p. 13, a traduit ainsi ces deux vers :

L'enfant ayant parfait le premier septenaire,
Sa bouche tient les dents pour rempart salutaire.

(9) *Quid margaritas dentium præcandidorum proloquar?* dit un poète, au rapport d'Ernest Vœnius, *in Tractatu physiolog. de Pulchritudine.*

(10) Purpureo vocem ab ore virgo misit.
Ex Simonide, Athenæi Deipnosoph. lib. 13, *p.* 604.

Roseoque hæc (Venus) insuper addidit ore.
Virgil. *Æneid.* 11, v. 593.

Quos inter Augustus recumbens
Purpureo bibit ore nectar......
Horat. *Od. lib.* 3, *Od.* 3.

(11) Sicut vitta coccinea labia tua.....
SALOMON. *Cantica Canticor.* c. 4.

Illic purpureis condatur lingua labellis.
OVID. *Am. lib.* 3. *Eleg.* 14.

Olli, purpureâ delibantes oscula,
Clemente morsu rosea labella vellicent,
Candentes dentes effugiens suavio.
APULEII *Anexomenos*, *ex Menandro*.

(12) Quid si præcipiam, ne fuscet inertia dentes?
Art. Amat. lib. 3, v. 193.

(13) Luridi dentes...... lividi....... atri.
Carm. lib. 4, *Od.* 13, *Epod. lib.* 5, *Epist.* 8.

(14) Et tres sunt tibi, Maximina, dentes;
Sed plane piceique, buxeique.
Lib. 2, *Epig.* 41.

(15) *Metam.* 2, v. 776.

(16) Rubiginosis cuncta dentibus rodit......
MARTIAL, *lib.* 5, *Epig.* 29.

(17) Os amarum habeo, dentes plenos, lippiunt fauces fame.
Curcul., *act.* 2, *sc.* 3.

(18) .... Hoc (os) dentes sexquipedales,
Gingivas vero ploxemi habet veteris.
Lib. Epig. 94.

(19) Puisqu'une longue privation d'alimens, est capable de produire de si tristes effets sur la denture, Plaute a donc pu en retracer l'idée par une expression dont il s'est servi, en parlant d'un parasite qui craint de voir pousser ses dents en raison de sa faim, *dentes ne dentiunt*, Mil., act. 1, sc. 1. En vain Bachot dans son Traité des Erreurs populaires, lib. 3, c. 6, soutiendroit-il *que les dents ne s'alongissent pas de faim?* Il n'a pas consulté la vérité. Plus fidèle observateur, Ovide va plus loin, il représente la faim arrachant l'herbe avec ses ongles, et le peu de dents qui lui restent, *unguibus, et raris vellentem dentibus herbas*, Metam. viij, v. 803. Ici on aime à voir qu'en fait d'observation, les favoris des Muses ne sont pas moins doués, que les enfans d'Apollon, de cette perspicacité qui constitue le mérite des ouvrages et des uns et des autres.

(20) Si memini, fuerant tibi quatuor, Ælia dentes;
Expuit una duos tussis, et una duos.
Jam secura potes totis tussire diebus,
Nec istic quod agat tertia tussis habet.
Lib. 1, *Ep.* 20.

En traduisant d'une manière libre, ou plutôt en imitant cette épigramme, Marot a su lui conserver tout son sel, et même le rendre plus piquant par le dernier vers, ce qui donne ici une place à celle du poète françois :

S'il m'en souvient, vieille au regard hideux,
De quatre dents, je vous ai vu mâcher;
Mais une toux dehors vous en mit deux,
Une autre toux deux vous en fit cracher.
Or, pouvez bien toussir sans vous fâcher,
Car ces deux toux y ont mis si bon ordre
Que si la tierce y veut rien arracher,
Non plus que vous, n'y trouvera que mordre.

(21) *Herodoti Halicarnas. Irato*, lib. vj.

(22) Emens comam, fucum, ceram, mel; dentes,
Hac impensa larvam emisses.
Anthol. gr. lib. 2, c. 13, *Ep.* 13.

Brébœuf a rendu la même idée, mais d'une autre manière :

L'autre jour Alison partit si follement
Pour un long et fâcheux voyage,
Que, sortant de chez elle avec empressement,
Elle oublia ses dents, ses gants, et son visage.
Recueil d'épigrammes par La Martinière.

(23) Dentibus atque comis, nec te pudet, uteris emptis;
Quid facies oculo, Lælia? Non emitur.
Lib. 12, *Epig.* 23.

(24) Sic dentata sibi videtur, Ægle,
Emptis ossibus, Indicoque cornu.
Lib. 1, *Ep.* 73.

(25) Cum sis ipsa domi, mediâque ornere suburrâ
Fiant absentes, et tibi, Galla, comæ :
Nec dentes aliter, quam serica reponas.
Lib. 9, *Ep.* 38.

Cette courtisane n'ignoroit point que c'étoit un moyen sûr d'en conserver la blancheur, et le poète qui s'étoit aperçu de cette ruse, la décèle par un double sarcasme, dont on trouve une imitation dans *les Touches* du seigneur Des-Accords, p. 64.

Thaïs habet nigros, niveos Lecania dentes;
Quæ est ratio? emptos hæc habet, illa suos.

Marguerite a la dent fort noire,
Catin l'a blanche comme ivoire :
D'où vient telle diversité?
Catin a la sienne acheté.

(26) Le fil de lin étoit prescrit comme le fil d'or pour maintenir en place les dents ébranlées dans la fracture de la mâchoire inférieure.

(27) . . . . At illas currere in urbem :
Canidiæ dentes, altum Saganæ caliendrum
Excidere, atque herbas, atque incantata lacertis
Vincula cum magno risuque jocoque videres.
Serm. lib. 1, *sat.* 8.

(28) Territat os nudum. . . . .
Sulp. Lupberi Servasii, *Epig. de Cupiditate*, v. 38.

(29) Frangendus misero gingivâ panis inermi.
Sat. 10, v. 200.

. . . . Et longâ manantia labra salivâ.
Sat. 6, v. 622.

(30) Nec male odorati sit tristis anhelitus oris.
Ovid. *Art. Amat.*, *lib.* 1, v. 521.

C'étoit sans doute pour se mettre à l'abri de tout reproche relatif à cet inconvénient, que les Mèdes, connus par leur luxe et leur mollesse, faisoient usage du laurier, ainsi que le rapporte Virgile.

. . . . Animas et olentia Medi
Ora fovent illo (lauro). . . . .
Georg. 2, *v.* 133.

(31) Cui gravis oris odor, numquam jejuna loquatur;
Et semper spatio distet ab ore viri. . . . .
Art. Amat., *lib.* 3, v. 277.

(32) L'oubli des soins de propreté pourroit souvent donner occasion de répéter ce qu'on lit dans une des Elégies de Tibulle.

Cessas dente olente minister,

ou de faire l'apostrophe suivante :

Votre bouche en riant fait que mon nez rechigne
Du noir désordre de vos dents,
Sans que je leur impute une vapeur maligne,
Qui peut-être vient du dedans.
J. Cohart, *Recueil de poésies diverses*, *Paris*, 1651, *p.* 113.

(33) Si les expressions trop mordantes des poëtes, dont j'ai cherché à rendre l'idée, affectent ce sexe enchanteur, dont une partie des graces est souvent conservée par nos soins, qu'il veuille bien se ressouvenir que le sel de la critique l'em-

porte quelquefois sur les sages conseils de la raison. En vain je lui offrirois un travail qui est tout prêt, sur les causes et les inconvéniens de la perte des dents, pour en apprécier l'exactitude, il attendroit toujours le moment d'être édenté, et de s'entendre dire comme à la bouche d'Ismène (Epigr. du chevalier de Cailly, Recueil d'épigr. par La Martinière, t. 1, p. 190):

Retirez-moi d'une peine
Où je suis depuis longtemps;
Dites-moi, bouche d'Ismène,
En quel endroit sont vos dents?

(34) . . . . quis enim dentium
Ordinem firmabit medicinali dolo?
Anthol. græc., lib. 11, chap. 9, Ep. 8.

(35) Eximit aut reficit dentem Cascellius ægrum.
Lib. 9, Ep. 56.

(36) Lingua ne rigeat: careant rubigine dentes.
Ovidii, *Art. Am., lib. 1 v. 515.*

(37) Oraque manu susceptâ mane laventur aquâ.
Ibid. lib. 3, v. 197.

C'est à-peu-près dans les mêmes termes que Q. Serenus Sammonicus, auteur d'un Traité de Médecine écrit en vers, propose de donner des soins à sa bouche.

Sæpe etiam gelidâ gingivas collue lymphâ,
Dentibus ut firmum possis servare vigorem.
De Medicinâ præcepta saluberrima, c. 14.

(38) Si niger aut ingens aut non erit ordine natus
Dens tibi, ridendo maxima damna feres.
Quis credat? Discunt etiam ridere puellæ:
. . . .
. . . .
Et summos dentes ima labella tegant.
Art. am., lib. 3, v. 277.

(38) Dentes tui sicut greges tonsarum quæ ascenderunt de lavacro.
Cantic. Canticor., c. 4, vers. 2.

(40) Ὀδοντότριμμα Galeno, σμηγματοδόντων Dioscoridi, *dentifricium* Plinio; quoique le plus souvent on désignât, sous ce nom, les poudres dont on frottoit les dents, d'autres compositions étoient appelées de même, à cause de leur destination:

Quod vero adsumpsit nomen de dente fricando.
Q. Serenus Sammonicus, c. 14.

(41) Quid mecum est tibi? me puella sumat,
Emptos non soleo polire dentes.
Lib. 14, Ep. 56.

(42) Galien, *de Comp. med. sec. loc. lib. v.*, a transmis à la postérité les formules de deux dentifrices écrites en vers; Damocrate les avoit tirées d'un petit livre appelé *Pythicus*, du nom de celui qui les préparoit.

(43) L'une se servoit de poudre de raves séchées au soleil, ou du verre blanc bien broyé et mêlé avec le nard des Indes: la corne de cerf brûlée, le mastic de Chio, et le sel ammoniac, composoient le dentifrice de Messaline. Scribonius Largus, *de Comp. med. comp.* 76. *V. Artis medicæ Principes.*

(44) Calpurniane, salve properis versibus.
Misi, ut petisti, mundicinas dentium,
Nitelas oris ex Arabicis frugibus,
Tenuem, candificum, nobilem pulvisculum,
Complanatorem tumidæ gingivæ,
Converritorem pridianæ reliquiæ,
Ne qua visatur tetra labes sordium,
Restrictis forte si labellis riseris.
Apul. *in Apolog.*

(45) Ne gravis hesterno fragres, Pescennia, vino
Pastillos Cosmi luxuriosa voras:
Ista linunt dentes jentacula; sed nihil obstat,
Extremo ructus cum venit à barathro.
Lib. 1. Ep. 88.

(46) Nomenclator Adriani Junii, med.; Œuvres de Paré, liv. 25, ch. 38; Dispensat. Pharm. Univ. de W. Triller, t. 2, p. 533; Élémens de Pharmacie de Beaumé, p. 854; Nic. J. Jaquin Select. Stirpium Americ. Hist.

(47) Scribonius Largus, Comp. 57; Marcellus, med. de Bordeaux, Comp. med. p. 298; Ælii Promoti Dynameron, c. 60, in Tract. de Scorbuto J. Bona, Veronæ, 1751, p. 232, Dioscoride, liv. 1, c. 67.

(48) Les femmes, ainsi que les hommes, avoient également recours à ce moyen de propreté; ajouterai-je que c'étoit par raffinerie qu'ils n'employoient que de l'urine conservée dans

les citernes, comme nous l'apprend Strabon dans sa Géographie, liv. 3. *Quippe qui urinâ in cisternis inveteratâ laventur, eâque cum ipsi, tum eorum uxores dentes tergant, quod Cantabros facere et eorum confines aiunt.* Consultez aussi l'Histoire Universelle, par Diodore de Sicile; liv. v, c. 22

(49) Nunc Celtiberus, Celtiberia in terra
Quod quisque minxit, hoc solet sibi manè
Dentem atque russam defricare gingivam
Et quo iste vester expolitior dens est,
Hoc te amplius bibisse prædicat loti.

Epig. 38, in Egnatium.

Quoique L. Apulée (in Apologia), ait substitué au mot *defricare* celui de *pumicare*, et que des scholiastes aient approuvé ce changement, l'idée que renferme *pumicare*, convient particulièrement aux corps durs avec lesquels on fait des frictions, comme on le pratiquoit anciennement avec la pierre ponce (pumex).

---

(50) Ut deinde spinâ argenteâ dentis perfodit.

Satyricon. p. 62.

(51) Lentiscum melius : sed si tibi frondea cuspis
Defuerit, dentes pennâ levare potes.

Lib. 14. Ep. 2.

(52) Non coram dentes defricuisse probem.

Art. am. lib. 3 v. 216.

(53) Medio recumbit imus ille qui lecto
Calvam trifilem semitactus unguento,
Foditque tonsis ora laxa lentiscis,
Mentitur Esculane; non habet dentes.

Lib. 6, Ep. 74.

(54) Cogitur...... tali myrti frustulo labia transtinere et ori facere intercapedinem. Alexis comicus meretricium delicias describens, Athenæi Deipnosoph., lib. 13.

(55) *Lentiscus myrtusque emendant oris odorem*, dit Quint. Serenus Sammonicus, c. 14; mais le lentisque et le myrte ne communiquent pas seulement leur doux parfum à l'haleine, si l'on en croit Pline (liv. 24, c. 7) et Dioscoride (liv. 1, c. 75 et 118), ils fortifient les gencives, et ainsi ils doivent contribuer à la solidité des dents. On ne sera donc point étonné de ce que du temps de Paré, chirurgien d'Henri III et

d'Henri IV, les cure-dents de lentisque étoient si communs en Languedoc d'où on les apportoit aux seigneurs de la cour : la coutume qu'on avoit aussi de les mâcher, auroit-elle donné l'idée d'en faire de petits pinceaux pour les dents ? Souvent en Amérique la liane à savon, espèce de *lychnis saponaria* a ces deux destinations ; et, dans le royaume de Cambaje, les pauvres aussi-bien que les riches, au rapport de G. Carreri, Voyage autour du Monde, t. 3, p. 44, passent tous les matins deux heures à se frotter les dents avec un petit morceau de bois. Telle fut, sans doute, l'origine des racines préparées, et des brosses dont on se sert communément.

(56) *Prosunt etiam quæ manducantur*, dit le Divin Vieillard en parlant des douleurs de dents (lib. de Affectionibus, p. 517).

(57) Dans son Traité, *de Podagra dentium*, *Lipsiæ*, 1630, p. 201, Strobelberger a recueilli les noms de ces médecins, à côté des substances dont ils prescrivoient la mastication : quoique le titre de cet écrit, offre une sorte d'originalité, on ne peut cependant lire, sans intérêt, les détails qui y sont contenus.

(58) Que l'Asiatique mâche l'areque et le betel, que les habitans de Chio usent du mastic, et que d'autres peuples aient toujours du tabac dans la bouche, la manière de présenter ces substances, et les boîtes précieuses qui les renferment, ne cacheront jamais aux yeux de l'observateur le motif de leur utilité, non plus que l'abus qu'on en fait journellement. C'est d'après cet usage, consacré par le temps, que M. Boettiger a eu l'ingénieuse idée de donner le nom de *Mastiché* à la servante chargée d'apprêter tout ce qui est nécessaire pour nettoyer les dents : la Dissertation de ce savant offre sur cette partie, comme sur le reste de la toilette des dames romaines, des détails qu'on ne peut lire sans le plus grand intérêt dans le *Magasin Encyclopédique*, An XI, t. II, p. 433.

(59) Illa placet quamvis inculto venerit ore.

Lib. 1. *Eleg.* 8.

(60) Cur mihi nota tuo causa est candoris in ore,

Ovidii *Art. am. lib.* 3, v. 227.

Jam

(61) Jam licet venias, marite,
Uxor in thalamo est tibi,
Ore floridulo nitens.

Epig. 68, in Nuptias Juliæ et Manlii.

(62) *Nivei dentes.*

(63) *Si quando pulcherrimum monile vidisti de splendidissimis et æqualibus margaritis, ita (dentes) ad seriem nati erant*; c'est ainsi que s'exprimoit cet historien philosophe en faisant le portrait de Panthée. (*Imagines*, n.° 9).

(64) Et Pario nitidi mage marmore dentes.

Eidil. 6. v. 37.

(65) Nec grata est facies cui gelasinus abest.

Lib. 7, Ep. 25.

Si Martial s'est servi du mot *gelasinus* pour exprimer une dent, c'est qu'on appeloit ainsi en grec les incisives, du verbe γελάω; *rideo*; ces dents étant celles qu'on montre le plus, quand on rit, comme l'observe Ingrassias, *in Galeni lib. de ossibus comment.* c. 4.

(66) Et ea priores non habens gratias.

Anthol. græc. lib. 7, Ep. 146.

(67) Si male dentata est, narra quod rideat illi.

In lib. Remed. amor., v. 339.

(68) Dans combien d'occasions le dentiste n'a-t-il pas prêté son ministère, pour satisfaire à cette intention, conformément à cette maxime d'Ovide, *Multa viros nescire decet* (*Art. amat.*, *lib.* 3, *vol.* 229.)

ADDITION.

Quelques Dames qui avoient lu ces conseils dans le Magasin Encyclopédique, ayant appris que je les faisois réimprimer dans cet opuscule, m'ont engagé de joindre à la note (38), en faveur de leur sexe, la traduction du passage entier de l'*Art d'aimer* d'Ovide, qui y est énoncé; pour répondre à leur vœu, je m'empresse de l'offrir ici, telle qu'un poète français l'a donnée ; c'est un avis, c'est un erecette dont certains hommes pourront également faire leur profit, quand ils n'auront pas invoqué les secours de l'Art :

La plus aimable femme est tristement changée,
Quand son ris nous découvre une dent mal rangée :
La longueur en révolte, ainsi que la noirceur,
Et chaque homme en devient l'implacable censeur.
Qui l'auroit jamais cru ? Venez apprendre à rire :
Par des charmes secrets certains ris nous attire.
Évitez ces grands plis et ces vides affreux
Que les ris déréglés sillonnent avec eux.
Par la lèvre toujours que la dent ombragée
Montre la bouche en deux foiblement partagée.

MOYENS
D'AVOIR LES DENTS BELLES ET BONNES.

§ I.

Des Dents en général.

Il ne suffit pas de connoître avec les poètes ce que les anciens faisoient pour leur denture, il importe de ne pas ignorer ce qui peut la rendre, la conserver belle et bonne ; quoique l'idée de bonté semble devoir être inséparable de celle de la beauté, il n'est pas moins vrai qu'il y a des dents qui paroissent très-belles sans être bonnes ; comme il y en a aussi pour la bonté desquelles on n'a rien à desirer, lors même qu'elles affectent la vue d'une manière désagréable. Là, ce sont des dents d'un blanc de lait dont on a été obligé de limer les parties latérales, pour en enlever la carie ; avec des lèvres vermeilles, elles offrent encore l'image gracieuse du lys et de la rose réunis : ici, des dents placées dans un ordre irrégulier semblent ôter à la physionomie le type de l'homme, pour lui imprimer celui de la brute, d'où P. Zacchias, dans ses questions medico-légales, en a conclu que les canonistes devoient prendre en considération une telle difformité, pour ne pas admettre à la prêtrise celui qui en étoit défiguré. Si le plus souvent la nature, de son propre mouvement, excelle dans ses opérations, il arrive quelquefois qu'elle a besoin de secours; tâchons donc de montrer en quoi le dentiste peut et doit en être le premier aide, comme l'a dit Hippocrate, *naturæ minister*.

Dire que le mot latin qui exprime une dent est une abréviation d'un autre mot qui signifie *mangeant* (1), n'est-ce pas démontrer que les dents sont faites spécialement pour manger? on les trouve chez la plupart des animaux qui vivent d'alimens solides, avec cette différence que l'homme réunit les espèces de dents qui ont servi de caractères pour classer ceux-ci en *herbivores*, *granivores*, et *carnivores*, et que par cette raison les naturalistes l'ont appelé *omnivore, qui mange de tout*. Lorsqu'on ouvre la bouche, elles paroissent sous la forme d'une rangée demi-circulaire de petits corps blancs, durs et luisans; chez l'homme fait elles sont au nombre de trente-deux, dont seize pour chaque mâchoire : les quatre du milieu sont légèrement applaties et tranchantes, on les appelle *incisives*; leur disposition et leur rapport avec les quatre autres incisives ne permettent

(1) *Dens quasi dictus edens.*

pas de douter qu'elles n'agissent comme les lames des ciseaux. Deux autres latérales plus rondes et plus aiguës semblent faites pour piquer et déchirer les alimens, comme celles des chiens, dont elles empruntent le nom (*canines*) ; on leur a donné le nom d'*œillères*, parce que leur racine très-longue s'approche plus de l'orbite, que celles de toutes les autres dents : elles ne communiquent cependant point à l'œil, et les larmes involontaires qu'on voit couler, lorsqu'on les ôte, s'observent lors de l'extraction des petites et grosses molaires : on les appelle aussi *angulaires*, comme si, placées aux deux angles de la bouche, elles devoient en régler l'étendue. Les cinq autres dents, dont l'action est de broyer et de moudre les alimens, ont reçu le nom de *molaires*, dont deux petites, et trois grosses ; et l'on peut dire avec assurance qu'elles sont en effet à la mastication, ce que les meules sont au moulin.

Une moitié à-peu-près de chaque dent est apparente ; elle en forme le corps, autrement dit la couronne ; l'autre moitié est cachée en partie sous la gencive, en partie dans une cavité qui se trouve au bord dentaire de chaque mâchoire ; c'est la racine qui est simple dans les incisives et canines, souvent bifurquée dans les petites molaires, toujours double pour les grosses molaires d'en bas, et triple pour les grosses molaires d'en haut. Du rapport de ces parties résulte la solidité des dents, qu'on peut comparer à un levier dont la branche la plus courte est du côté de la couronne, et la plus longue à la racine, à moins que les maladies n'aient détruit cette belle harmonie. C'est à cette solidité qu'il faut attribuer le succès de ces tours de force que font certains hommes qui, sans en connoître les suites fâcheuses, portent avec leurs dents les fardeaux les plus pesans; comme cette heureuse disposition semble être aussi la source de quelques-uns de ces tristes évènemens dont j'ai parlé ailleurs (1).

Il n'est pas étonnant que des hommes qui n'ont pas étudié la nature, aient regardé les dents comme des corps inorganiques et sans vie, capables de résister à toute destruction; de là, sans doute, l'ingénieuse fiction qui représente Cadmus donnant naissance à des hommes en semant les dents du dragon qu'il a tué; de là aussi cette idée qui ne paroîtroit pas moins heureuse, si notre religion permettoit d'y ajouter foi, de prendre les dents pour le symbole de la résurrection, ainsi que le rapporte Tertullien (2).

La sensibilité des dents n'auroit cependant jamais dû permettre de lever des doutes sur leur organisation : qu'elles soient composées d'une substance osseuse d'un genre particulier,

(1) *Voyez* ma Dissertation sur *les accidens de l'extraction des dents*, art. 1, paragraphe 11.

(2) *Corruptionis in terra adeo sunt expertes (dentes), ut eos pro redintegrandi corporis seminario in resurrectione haberet antiquitas. Lib. de Resurrectione.*

telle qu'on la remarque à leur intérieur et aux racines; que la couronne soit enduite d'une couverte transparente et comme vitreuse, appelée *émail*; que la dureté de l'émail soit telle qu'il résiste au feu, et qu'on en puisse tirer des étincelles, la formation des dents, leur accroissement et leur sortie ne peuvent se faire sans une vitalité qui leur est propre, et qu'il faut rapporter à l'assemblage d'une artère, d'une veine, d'un nerf et d'une membrane qu'on observe dans une cavité dont le centre est à la couronne, et l'entrée à l'extrémité de chaque racine.

Comme tout se forme par degrés dans la nature, la dent ne doit pas être dure primitivement; au contraire molle et pulpeuse, elle est d'abord chez l'homme comme cette dent que le joyeux convive aime à trouver dans une tête de veau; peu-à-peu elle durcit, s'élève, perce la gencive, et vient à l'état où on la voit ordinairement : tel un arbrisseau germe, croît, soulève la terre, et parvient à son dernier accroissement, tandis que vers le sol il pousse des racines; comme celui-ci vient heureusement, et prend de la vigueur sur un bon terrein, comme son port n'y est pas toujours exempt d'irrégularité, comme enfin frêle et délicat par son espèce, il requiert les soins redoublés du jardinier; de même la dent pousse bien chez un enfant sain et vigoureux, prend une direction droite ou oblique en raison de la forme de la mâchoire, et attend la surveillance de l'art pour son bel arrangement et sa conservation.

Si l'Orateur à qui Rome se glorifie d'avoir donné le jour, compare les dents aux cordes d'un instrument, qui modifient le son de la voix; si, pour parler la langue juive avec plus de grace, St.-Jérôme s'est fait limer les dents; si elles servent aux physionomistes pour en déduire la longévité et le caractère moral de l'homme; enfin si la beauté en fait un de ses ornemens, le parasite à son tour ne les estime que pour une fonction plus importante, où il faut le voir mettre ces organes en action : diviser, déchirer, broyer les alimens font l'objet de sa jouissance, il ne perd pas un coup de dent; son teint frais annonce que la veille il a fait une bonne mastication, et que de suite la digestion en a été parfaite ; il est donc la preuve non équivoque de la vérité de cet adage des médecins Arabes : *c'est être ennemi de sa vie, que de n pas bien mâcher* (1). En vain, pour soutenir une opinion contraire à la nécessité d'avoir de bonnes dents, on mettroit en avant quelques individus totalement édentés, qui mangeroient les croûtes les plus dures, qui auroient encore la voix claire, quoique foible, et qui, sans les rides de la vieillesse, auroient les grâces de l'en-

(1) *Illum qui non bene masticaverit, animam suam odisse, constat.* Diss. *de cura dentium ad sanitatem proficna. Halæ* 1752.

fance, dont ils se rapprochent sous tant de rapports; ce sont des êtres en faveur desquels il doit exister quelque privilége: tels sont ces hommes qui, n'ayant jamais porté de chaussures, ont la plante des pieds si dure et si calleuse, qu'ils ne craignent pas de marcher sur les corps les plus aigus.

Sage dans ses fins, l'Auteur de toutes choses a mis et distribué dans l'épaisseur de chaque mâchoire deux rangées de germes dentaires, l'une est destinée pour les premiers momens de la vie, et l'autre pour un âge plus avancé. Si, comme on n'en peut douter, et comme Hippocrate l'a dit le premier, l'enfant dans le sein de sa mère ressent les effets de sa santé (1), dès qu'elle sera malade, ces germes ne peuvent manquer d'en recevoir une impression nuisible; de là cette texture délicate ou difforme qu'on observe à quelques dents; de là cette disposition à la carie; de là enfin cette source de douleurs. Mères qui voulez éviter celles-ci à ceux qui ne reçoivent de vous que les plus tendres caresses, regardez cette expression comme un bon avis du père de la médecine; étendez-en même les effets sur l'enfant que vous nourrissez; il a également sa part dans tout ce que vous souffrez alors au physique et au moral; évitez donc dans ces deux états, tout ce qui peut porter atteinte à votre

(1) *Ut valet mater, sic se habet puer. Lib. de natura pueri.*

santé, ou si, par un coup imprévu, elle est menacée de danger, pour l'en tirer que la médecine y apporte le plus prompt secours.

§ II.

De la première Dentition, ou des Dents de lait.

L'enfant naît, et la nourriture qui lui est destinée prouve qu'il n'a pas besoin de dents à sa première année; cependant on a vu des enfans venir au monde avec une ou plusieurs dents; là, c'est un grand monarque dont la présence d'une dent, à sa naissance, semble annoncer sa forte constitution physique, et être comme le présage de sa grandeur future; ici, c'est un enfant qui, au rapport de Polydore Virgile, avoit six dents en venant au monde: mais la fin de la première année est l'époque la plus ordinaire où les dents commencent à paroître, et vers le trentième mois elles sont toutes sorties au nombre de vingt; ce sont là les dents de lait, soit parce qu'elles viennent pendant que le lait est la seule nourriture de l'enfance, soit parce qu'elles en égalent la blancheur. Il est rare que la sortie de ces dents ne s'annonce pas par le gonflement des gencives, la chaleur de la bouche, la salivation et la rougeur des joues; si elle est précédée quelquefois par d'autres symptômes, il faut moins lui en attribuer la présence qu'à ce qui peut apporter du trouble dans cet acte bienfaisant de la nature. Les incisives inférieures paroissent les premières, ensuite les supérieures; après les canines, et plus souvent les molaires : tout ici semble être à l'avantage de l'homme; un intervalle d'un mois ou de six semaines entre la sortie de chacune de ces dents est consacré au calme de l'irritation inséparable de l'évolution dentaire.

Quelle que soit la fin pour laquelle ces vingt dents ne durent pas toute la vie, quel que soit le mécanisme d'après lequel s'opère leur chûte, elles n'en cèdent pas moins leur place aux dents de la seconde rangée, autrement dites de *remplacement*; elles commencent à s'ébranler et à tomber vers la fin de la sixième année, ou au commencement de la septième; elles suivent à-peu-près le même ordre que pour leur sortie, en employant pour cette opération le second septenaire de la vie. C'est aussi vers l'âge de sept ans, que le nombre des dents augmente de quatre; de douze à quatorze ans il en vient encore quatre autres, qui se placent à côté et presque en arrière de celles-ci; enfin dans le même ordre d'arrangement, et plus loin que ces dernières, il en pousse encore quatre depuis l'âge de dix-huit ans jusqu'à trente, et au-delà : on ne sait trop pourquoi on les a toujours appelées *dents de sagesse*, si ce n'est parce qu'à cet âge l'aimable folie de la jeunesse cède la place à l'austère raison. Ces douze dents sont les grosses molaires; elles ne tombent ni ne se renouvellent :

c'est pourquoi on les appelle *permanentes*, pour les distinguer des dents de remplacement. Tel est l'ordre que suit la nature pour la sortie des dents, dont le nombre est le plus ordinairement fixé à trente-deux, quoiqu'on n'en voie quelquefois que vingt-huit, sur-tout chez les femmes.

Souvent consulté par des parens sur la sortie, le nombre et l'arrangement des dents de leurs enfans, je devois entrer dans ces détails, comme il leur importe de savoir que l'organe dentaire n'a pas toujours toutes ses richesses : on lit dans les Éphémerides des curieux de la nature, qu'un magistrat et un chirurgien de Friderick-stadt n'eurent jamais que les molaires, sans avoir ni incisive ni canine. Il peut arriver que quelqu'une des dents de lait ne sortent point, mais seulement les dents secondaires; c'est ce que j'ai vu en 1790 au fils d'un seigneur russe, M. le comte de S.... W; il avoit onze ans ; les deux grandes incisives de lait de la mâchoire supérieure n'avoient point paru, et son état de foiblesse pouvoit faire craindre qu'il ne fût privé de ces dents le reste de ses jours, si le gonflement du bord alvéolaire ne m'eût porté à croire qu'en augmentant les forces vitales de cet enfant, on seroit assez heureux pour en faciliter la sortie, qui étoit tant retardée ; des bains de marc de raisin et un régime approprié produisirent tout l'effet qu'on desiroit. Par une marche inverse la nature conserve quelquefois des dents de lait, sans donner celles de remplacement; cette observation est bien importante, pour ne pas s'empresser d'extraire les dents de lait sans nécessité.

Plus prodigue dans d'autres momens, la nature ne compte pas, et donne quelquefois bien au-delà du nombre fixe: les anatomistes en fournissent beaucoup d'exemples; mais de voir deux rangées de dents comme au fils de Mithridate, ou trois comme à Hercule, n'est-ce pas de quoi exciter notre étonnement? Peut-être même on douteroit de ces faits, si dans un recueil d'observations imprimé à Breslaw en 1772, et dédié au célèbre Haller, G. C. Arnold n'eût rapporté qu'il avoit vu un enfant de quatorze ans qui avoit soixante-douze dents, dont trente-six pour chaque mâchoire; elles étoient saines et bien placées sur deux rangs, excepté les incisives, qui étoient légèrement déviées. De cette excessive prodigalité il ne faut pas conclure que, si on ôte une ou plusieurs dents secondaires, il en reviendra d'autres pour la troisième fois; le nombre des dents est invariable, mais il n'est pas exempt de ces jeux de la nature, où l'on remarque six doigts à chaque main; on n'y doit pas plus compter que de croire que, quand on est vieux, de nouvelles dents reprendront la place de celles qu'on a perdues. Que des savans recommandables (1) citent des personnes de

(1) Aristote, Sennert, Cardan, Joubert, Bartholin, Bacon de Verulam.

soixante, quatre-vingt, cent et cent-vingt ans à qui il est poussé de nouvelles dents ; c'est l'histoire d'un arbre desséché sur pied, qui, par un effort extraordinaire, donne des fleurs, des fruits, et meurt : ne pourroit-on pas graver sur la tombe de ces êtres singuliers l'épitaphe suivante (1)?

Ci-gît qui de chênu et très-vieux édenté,
Renouvella son poil, ses dents et sa santé :
Et puis ayant vécu deux siècles sans souci,
Rendit son ame à Dieu : son corps repose ici.

Sans en faire remonter la cause à la mère ou à la nourrice, une foible constitution de l'enfant peut dépendre des dérangemens de sa santé, et porter à son tour le désordre dans le travail de la dentition. Plusieurs expériences faites en 1740 par le dentiste Bunon, tant sur le vivant que sur le cadavre, ont mis cette vérité hors de doute; et l'homme de l'art a souvent occasion de remarquer que l'émail de quelques dents premières ou secondaires offre des vices de conformation, dont la vraie cause est l'impression que leurs germes ont reçue des maladies : tantôt ce sont des espèces de piqûres; tantôt on voit une ou plusieurs petites rainures transversales, plus ou moins profondes, qui ressemblent à la trace que laisse une corde sur un corps mol; enfin c'est quelquefois une sorte de saillie de la substance osseuse qui a pris la place

(1) Dictionnaire des Herborisans, au mot *Hellebore*.

de l'émail dans certains endroits, et qui est toujours jaunâtre. Outre ces difformités apparentes, les dents, par une même cause, peuvent avoir acquis un défaut de solidité dans leurs substances, telles sont celles qui sont d'un blanc-bleu, et celles qui, quoique jaunes, ont quelque ressemblance avec la corne fondue. Presque toutes ces dents, entachées dans leur principe, ont une plus grande susceptibilité pour la douleur et la carie.

Un savant professeur, M. Alphonse Leroy, dans son Traité de la médecine maternelle, va plus loin; à ces mêmes causes il attribue les retards et les accidens de la dentition; « elle est re-« tardée, dit-il, si l'enfant est foible et issu de « parens débiles, s'il a reçu une nourriture insuf-« fisante. » Il observe également que certaines causes morbifiques de la mère et de la nourrice peuvent l'accélérer; il eût pu ajouter que quelques maladies dans les enfans produisent le même effet; par exemple, chez les rachitiques, dont l'accroissement de la tête et des parties qui en dépendent, est presque toujours prématuré; mais ces dents, comme le dit judicieusement ce médecin, sont semblables à ces fleurs précoces dont la durée est toujours passagère.

Quoique la dentition, loin d'être un état de maladie, ait une marche régulière aussi simple que bénigne, on ne peut cependant douter que, comme tous les autres actes de la nature, elle n'éprouve des dérangemens, quelles qu'en soient les causes : les effets en ont été observés de tous les temps ; ils se rapportent à ce qu'Hippocrate en a tracé sur leur sortie : « il sur-« vient, dit-il, à ceux dont les dents sont « prêtes à percer, démangeaison des gencives, « fièvres, convulsions, diarrhées, sur-tout lors-« que ce sont les canines, et aux enfans qui sont « les plus gras, ainsi qu'à ceux dont le ventre est « resserré (1). » Ajouter à ce tableau, ce seroit donner l'épouvante à des mères sensibles qui ne s'effraient déjà que trop sur la dentition, sans prévoir ni combattre les causes qui la rendent souvent orageuse et quelquefois mortelle.

Puisqu'il est notoire que le travail de la dentition éprouve tant d'entraves, les pères et mères ne doivent pas rester dans une sorte de sécurité sur tous les désordres de la santé de leurs enfans, lorsque les dents ne sont pas toutes sorties. Il est de ces désordres dont il faut promptement arrêter le cours ; il en est d'autres au contraire qu'on doit quelquefois regarder comme autant de bienfaits de la nature : parmi ces derniers on range, quand il n'y a pas d'excès, le flux de la salive, les dévoiemens, les éruptions, ces suintemens qui se font derrière les oreilles, la vermine de la tête et la gourme ; ce sont des voies qui semblent détour-

(1) *Ad dentitionem vero accedentibus, gingivarum pruritus, febres, convulsiones, alvi profluvia, et maxime ubi caninos dentes producunt, et iis qui inter pueros sunt crassissimi, et qui alvos duras habent.* Sect. III, aph. 25.

ner

ner des dents une humeur âcre, ou diminuer l'irritation qui accompagne leur accroissement et leur sortie. Ici la sollicitude maternelle se convertiroit bientôt en un sentiment de frayeur, si elle ne trouvoit promptement des éclaircissemens utiles chez le médecin, le chirurgien, ou chez quelque dentiste à qui les grands principes de la médecine ne sont point inconnus (1).

Si l'on consulte les tables de mortalité des villes et des campagnes, le nombre des victimes de la dentition paroîtra certainement effrayant; mais prenant en considération ce que l'erreur a pu y ajouter, on y trouvera toujours de la différence et pour les unes et pour les autres: heureuses campagnes! vos industrieuses habitantes, avec des usages aussi antiques que leurs mœurs, élèvent leurs petits enfans d'une manière plus conforme à la nature; elles n'offrent point dans leurs soins le spectacle de ce raffinement que les mères à la ville, avec plus d'apparence de sensibilité, ont puisé dans ces théories d'éducation, qui ne connoissent pas l'expérience

(1) Celui-ci seul doit, dans ce cas, mériter plus de confiance que quiconque n'auroit de savoir que ce qu'il faut pour être reçu *expert-dentiste*, après avoir subi deux examens sur la théorie et la pratique de cette partie de l'art de guérir, comme il s'est toujours pratiqué en France depuis le treizième siècle. Bien différens des médecins-dentistes qui existoient en Egypte et à Rome, ainsi que le rapportent Hérodote et Galien, ne pourroit-on pas, avec l'auteur des Mémoires philosophiques et critiques pour servir d'apologie aux femmes, tom. 1, pag. 12 et 25, en comparer plusieurs à ces ébénistes qui tiennent tout prêts, et mettent en exposition *des mâchoires*, *des râteliers d'ivoire*?

pour base. Il ne faut cependant pas confondre dans cette classe une foule d'écrits dérobés à la pratique distinguée de leurs auteurs, parmi lesquels on doit compter celui dont le respectable docteur Desessartz a donné une nouvelle édition sous le titre de *Traité de l'éducation corporelle des enfans en bas âge* : ses principes sur les moyens de procurer une meilleure constitution à l'homme, sont solidement établis, et seront toujours utiles pour rendre l'appareil dentaire aussi agréable que solide. Ces écrits, dictés par l'observation, m'ont été d'une très-grande utilité, pour rechercher et développer ici ce que les divers modes d'éducation peuvent offrir de nuisible ou d'avantageux pour la dentition.

Le premier cri de l'enfant, que toute mère est avide d'entendre, ne reconnoît peut-être d'autre cause que l'action de l'air sur son corps: le passage subit d'une température chaude dans une atmosphère froide, affecte également tous les hommes; quoique les effets qui en résultent, soient nécessaires à l'enfant, il ne faut pas en conclure qu'on doive les entretenir et les augmenter par un moyen que la nature repousse, et sur lequel elle donne des avertissemens bien précieux. Cette mère si prévoyante n'en appelle point au froid pour toutes ses productions; tout ce qui vit au contraire, a besoin de chaleur; par elle les plantes germent, croissent, fleurissent, et donnent des fruits; sans elle l'œuf fécondé ne se développeroit point, l'animal nouvellement éclos deviendroit languissant, et périroit : c'est dans ce cas qu'on voit l'industrie des animaux à l'égard de leurs petits ; ils cherchent à les mettre à l'abri des injures de l'air, et s'ils n'ont préparé un local pour en modifier les effets, leur corps y supplée, et semble entretenir ce principe de vie que les anciens rapportoient à la chaleur. Bel exemple qu'on ne doit pas suivre à la lettre, mais qu'il est si facile d'imiter par toutes les voies que la tendresse indique ! Si donc l'homme, comme le dit M. Alphonse Leroy, a par-tout l'instinct de se couvrir de vêtemens, et de se procurer du feu pour se défendre du froid, ne doit-on pas en juger qu'un enfant nouveau-né attend de ceux qui l'entourent, d'être enveloppé dans des langes modérément chauds (1).

Le desir de voir les hommes accoutumés à supporter sans inconvénient les intempéries des saisons, est certainement bien fondé ; mais les premiers jours de la vie sont-ils les momens qu'il convient de choisir pour satisfaire à ce vœu, et les préceptes de tenir les enfans habituellement nus ou couverts du vêtement le plus léger, sont-ils conformes à la nature et à l'observation ? Un examen comparatif des listes de mortalité, faites chez les peuples qui suivent ce genre d'éducation physique, et chez les

(1) . . . *Tenerum infantum tepidis involvite pannis.*
SCÆVOLÆ SAMMARTHANI *Pædotrophiæ, lib. ij.*

nations à qui il est étranger, ne paroît pas avoir encore servi à résoudre ces questions. O mères qui avez suivi ces principes, paroissez, et rendez un témoignage véridique sur leur exécution ponctuelle à l'égard de vos enfans ! dites-nous si ces objets chéris de votre tendresse, avec un corps maigre et sec, avec une peau rude et décolorée, n'ont pas excité plus d'une fois votre inquiétude aux époques de la dentition ? Une fibre dure et sèche ne peut se prêter aisément à l'accroissement et à la sortie des dents, et les mâchoires dont le développement n'a pu se faire, doivent en être de nouveaux obstacles, comme elles s'opposent aussi au bel arrangement de ces organes. Ici ma plume s'arrête pour éviter de nouvelles douleurs à quelques-unes d'entre vous; mais que dira la jeune fille qui, soumise à ce genre d'éducation, sans considération pour son sexe, ne se distingue plus parmi ses compagnes que par cette force qui n'appartient qu'à l'homme ? Sa bouche le plus souvent n'a pas le sourire des Grâces.

L'air seul ne suffit pas aux auteurs de cette éducation frigorifique (1); l'eau paroît offrir un

(1) C'est ainsi qu'on doit appeler tout moyen qui imprime au corps le sentiment du froid, au point qu'il le conserve toujours; on a vu des hommes élevés avec des bains froids, dont les membres comme gelés ne pouvoient jamais, dans le cours de leur vie, se réchauffer devant un bon feu. Il ne sera peut-être pas inutile d'observer que comme ce genre d'éducation a été déja proposé chez les anciens, de même il a été combattu par les raisonnemens les plus solides : Galien, cet illustre commentateur d'Hip-

moyen plus actif. Suivant eux, Achille, nouveau-né, plongé dans l'onde glaciale du Styx, en prouve les avantages; les Gaulois, les Nègres et les Lapons assujétis à cet usage, invitent, par leur forte constitution, à en ressentir les bons effets : cependant, par quel sentiment les partisans du bain froid ne l'adoptent-ils pas sans restriction? Ici, l'auteur d'Emile observe que, pour les enfans amollis par la foiblesse de leurs parens, il faut commencer par suivre l'usage (de les laver avec de l'eau tiède), et ne s'en écarter que peu-à-peu : là, M. Underwood, auteur d'un Traité des maladies des enfans, recommande de ne jamais mettre au bain l'enfant sensible et délicat, que quand on aura un peu fait chauffer l'eau, pour l'y accoutumer, en diminuant par degrés la chaleur du bain. Tant de prévoyance seroit-elle l'effet de la sensibilité? La nature dans la bouche d'un enfant mis dans le bain froid, a un langage si véridique et si puissant! on ne le croira pas plus qu'on ne pensera qu'ils aient des craintes sur les suites de l'immersion froide pour l'enfant qui vient de naître; ils n'en montrent aucune, lorsqu'ils désorganisent le système cutané, dont les fonctions sont d'une importance majeure et si nécessaire à la santé. Pour venir à leurs fins, on seroit tenté de croire qu'ils veulent, à force

pocrate, observe que l'usage des bains froids ne convient nullement aux enfans, dont il endurcit la peau, et dont il empêche l'accroissement. *Lib. de Sanitate tuenda.*

de bains froids, changer la nature de l'homme, en rendant sa peau dure et écailleuse, ainsi que l'a très-bien observé M. Marcard dans son Traité de la nature et de l'usage des bains.

L'endurcissement de la peau étant un obstacle à la transpiration insensible, on ne sera point étonné de ces couleurs jaunes, pâles, livides que M. Lefebvre de Villebrune (1) dit avoir vues à tant d'enfans qu'on s'opiniâtroit à jeter dans des bains froids; « mais, ce qu'il importe de remarquer pour notre objet, c'est « sur-tout à la dentition, dit ce traducteur, que « cet effet se manifeste par les selles putrides, « abominables, que ces enfans rendent, et dont « ils sont les victimes. » Ajouterai-je, avec M. Marcard, que si l'effet des bains froids, en agissant sur les nerfs, est de guérir quelques affections nerveuses, ils peuvent aussi donner naissance à d'autres; Hippocrate et Galien avoient déja remarqué que des convulsions en avoient été la suite : et quelle époque de la vie semble plus favorable au développement de cette maladie, que celle où se fait le travail de la dentition? De tous les âges, dit le père de la médecine, aucun n'est plus exposé aux convulsions que l'enfance (2). Dès-lors il ne suffit pas de dire que les enfans foibles succombent à

(1) *Voyez* son excellente traduction du Traité de M. Underwood, part. II, c. 4.

(2) *Pueris vero convulsiones impendent.* Liber de aëri, locis et aquis.

l'usage du bain froid ; ceux qui sont forts et vigoureux, ne sont pas toujours exempts d'en être la victime, particulièrement au temps de l'évolution dentaire. Depuis plus de vingt-cinq ans M. Beaudeloque a publié cette vérité dans ses cours et dans ses écrits ; une telle autorité doit être d'un grand poids pour faire renoncer à un usage aussi pernicieux.

Souvent j'ai vu des personnes de tout âge souffrir des douleurs de dents, pour avoir eu froid aux pieds, ou pour les avoir eu long-temps mouillés ; il est également à ma connoissance que des enfans ont eu des resserremens de mâchoires, ou les glandes du cou et celles qui avoisinent les dents, enflées, douloureuses, affectées d'inflammation et d'abcès, pour avoir eu la tête nue long-temps exposée à l'air, et sur-tout quand les oreilles, qui étoient dans le cas de suinter, avoient été prises de froid. C'en est assez sans doute pour voir combien il est dangereux et nuisible à la dentition, de tenir habituellement les enfans les pieds nus et la tête découverte, ou de laver ces parties, ainsi que les oreilles, avec de l'eau froide. D'un autre côté, l'accroissement et la sortie des dents tenant presque toujours la bouche et les parties environnantes dans un état d'irritation, on ne balancera pas de croire que cette éducation, dont les moyens froids font la base, peut, en augmentant cette irritation, rendre plus fréquentes les maladies qui affectent ces parties chez les enfans, telles que fluxions, aphtes, ulcères gangreneux, maux de gorge de toute espèce, et peut-être plus particulièrement le croup : on a remarqué que cette cruelle maladie, qui suffoque promptement les enfans, étoit endémique, c'est-à-dire, habituelle en Écosse; peut-être auroit-on dû observer que les Écossais se plongent dans l'eau, même au fort de l'hiver, eux et leurs enfans.

D'après ce qui vient d'être exposé, il ne faut pas en conclure que le travail de la dentition exige qu'on fasse étouffer les enfans sous le poids de la chaleur; il est un terme pour toutes choses, et les meilleures cessent d'être bonnes, si l'on en abuse : l'accroissement des dents et leur sortie ne s'opèrent que par une augmentation des forces vitales, dont l'action entretient la chaleur; tout moyen qui ajouteroit à l'effet de ces forces, contrarieroit le vœu de la nature. C'est en jetant au feu des combustibles, qu'on en augmente la force, et on ne l'éteint point avec ce qui peut lui servir d'aliment. Vêtir l'enfant autant qu'il est nécessaire, pour le mettre à l'abri de l'impression subite du froid et du chaud, est ce que la nature demande pour une facile dentition; par-tout elle en offre l'exemple; tâchons de l'imiter plutôt que de croire qu'on peut faire mieux, et laissons les Anglais, faisant marcher leurs enfans nus pieds, suivre les conseils de leurs docteurs Locke, Floyer, Hamilton et autres. En vain on invoqueroit ici le témoignage de Rousseau; son éloquence ne peut prévaloir contre les vraies connoissances de l'économie animale, ni contre les solides raisons de l'expérience médicale. En rejetant aussi l'usage des bains froids, il ne faut pas avoir recours aux bains chauds, ni tenir l'enfant à un air dont la chaleur soit au-dessus du tempéré; ce seroit le rendre trop susceptible de prendre des maladies.

L'eau tiède doit être préférée pour la propreté de l'enfant; telle est l'opinion des praticiens les plus distingués, parmi lesquels il faut compter le professeur Beaudeloque : un bain d'une chaleur tempérée nettoie la peau de tout ce qui peut lui être nuisible, en dilate les pores, facilite l'insensible transpiration, et sur-tout l'absorption de ce fluide aqueux, qui ne contribue pas peu à donner de la souplesse à la fibre, souplesse si nécessaire à l'accroissement, dont la dentition est une partie si précieuse; souplesse dont les femmes, dans un âge plus avancé, tirent tant de parti pour se conserver les grâces enfantines. L'accroissement des dents se fera donc mieux, si on a recours au bain tiède? Il n'en faut pas douter; n'en portons pas cependant l'usage à tous les jours; une plante qui seroit sans cesse arrosée, n'auroit pas un plus beau port, et elle ne posséderoit pas ses véritables qualités. Que par intervalle on baigne l'enfant; le moment favorable est quand la peau est brûlante et sèche, que le ventre est resserré, et sur-tout lorsque la bouche échauffée laisse échapper des exhalaisons brûlantes ; tant que la dentition n'est pas finie, la bouche doit être un sûr guide pour l'emploi du bain ; elle est le point central d'irritation jusqu'à l'âge de quatorze à quinze ans, et la chaleur s'y manifeste en conséquence. La difficulté qu'on éprouve de faire boire les enfans, doit dans ce cas, faire recourir au bain ; il tient lieu de boisson, et contribue ainsi à tempérer toute espèce d'irritation et de chaleur. C'est par l'usage des bains tièdes, dit Hippocrate, qu'on met l'enfant à l'abri des convulsions, qu'on facilite son accroissement, et qu'on lui procure un teint frais et coloré (1).

Si l'eau tiède en bains, a tant d'avantage, il ne faut pas croire qu'il en soit de même en lotions ; le corps mouillé avec de l'eau chaude, qui se refroidit promptement, tremble et frissonne ; il n'en faut user que partiellement, mais jamais pour la tête. Cette partie ne doit être mouillée que par le baigneur qui plonge, ou quand elle doit recevoir la douche ; autrement la nature démontre qu'elle a tout fait pour la mettre à l'abri de toute humidité ; ce fluide insensible qui transpire de la peau du crâne et de la masse de cheveux qui la couvre, ne semble-t-il pas prouver sa destination par sa qualité huileuse ?

(1) *At pueri infantes per multum tempus aqua calida lavandi sunt..... quæ facienda sunt, quominus convulsionibus tententur, magisque adolescant, et coloratiores evadant.* Lib. de salubri victus ratione.

Frottez plutôt la tête des enfans avec des brosses de chiendent et autres ; peignez-la quand les cheveux le commandent ; et pour ne point laisser de petites pellicules ni de duvet, ayez recours à une éponge bien sèche ; elle contribue à en diminuer tout le gras. Trop de personnes d'un certain âge, pour s'être lavé la tête avec de l'eau chaude ou froide, ont eu à se plaindre de leurs oreilles, de leurs yeux, et sur-tout de leurs dents : les enfans ne courent pas moins de risques, lors même qu'on ne voit aucune trace de l'organe dentaire ; pour être encore caché, il n'en est pas moins susceptible d'être affecté.

Il y auroit encore beaucoup à dire sur ce qui peut être favorable ou nuisible à la dentition dans l'éducation physique des enfans ; mais comme la bonne constitution et la santé de ceux-ci tiennent au bon ordre de leurs fonctions, c'est au médecin à y surveiller, et les mères doivent se ressouvenir qu'un amateur de beaux fruits, fait toujours bien soigner ses arbres. Si je suis entré dans quelques détails sur les moyens proposés pour donner à l'homme plus de force, et l'accoutumer dès son enfance à supporter sans risques toutes les injures des saisons, c'est qu'il entroit dans mon objet de démontrer ce qui est nuisible ou favorable à la formation des dents, à leur sortie, et de suite à leur durée.

Telle est la marche de la nature pour la première dentition ; si elle ne se signale pas tout-à-fait de même pour la seconde, c'est que l'âge amène des changemens dans le physique des enfans : avant qu'il ne paroisse aucune dent, il existe cinquante-deux germes, dont le développement demande plus de forces vitales et plus de sucs nourriciers, que lorsqu'il n'y en a plus que trente-deux après la sortie des vingt premières, et ainsi de suite jusqu'à la sortie des dernières; de là cette diminution progressive dans la circulation vers la bouche; de là moins d'irritation et de douleurs avec l'âge. D'un autre côté, pendant tout le temps de la première évolution dentaire, l'enfant ne parle pas, ou s'il balbutie, il faut encore deviner; en vain son doigt à la bouche sembleroit marquer que c'est là le siége de son mal, celui-ci a souvent une source éloignée; mais comme à cette époque on rapporte tout aux dents, on ne cherche pas de causes morbifiques. Au contraire, à sept ans et au-delà, les cris réitérés et perçans de l'enfance sont remplacés par un langage plus expressif, et les dents ne sont plus montrées pour le ventre, ni l'oreille pour les dents : on souffre peut-être un peu moins, parce que les jeux se multipliant avec l'âge, ils augmentent le nombre des distractions, et la douleur plus raisonnable paroît leur céder la place, et se taire. Il n'est cependant pas rare de voir depuis l'âge de sept ans jusqu'à quatorze, et même lorsque les dents de sagesse tendent à sortir, des engorgemens des glandes de la bouche, des maux de tête, des douleurs de mâchoire et d'oreilles, une salivation abondante, la diarrhée et la fièvre. C'est à cet âge aussi qu'on éprouve d'une manière sensible, la différence qui existe entre les bains froids et les bains chauds ; j'ai vu des enfans accoutumés aux premiers, être obligés d'avoir recours à la douce température des seconds, et en retirer beaucoup d'avantages.

La sortie des dents de lait requière-t-elle les soins du dentiste? Non certainement ; c'est une opération le plus souvent bénigne : il ne manque cependant pas de cas où la sollicitude maternelle a besoin de conseils, et le médecin, comme dentiste, ou le dentiste devenu médecin dans ce cas, indique ce qu'il convient de faire, soit quand le ventre est trop resserré ou trop relâché, soit quand la fièvre est trop forte et de trop longue durée, soit lorsqu'il y a trop d'irritation et qu'on craint les convulsions : la diète, les boissons tant de l'enfant que de la nourrice, les bains tièdes, les sangsues derrière les oreilles, le rappel d'une humeur ou d'un point d'irritation supprimée, tels sont les moyens dont l'homme de l'art sait faire une juste application : en vain j'exposerois les cas où chacun peut convenir, une funeste erreur est toujours à craindre, et les mères ne doivent point en trouver ici la source. Qu'elles ne croient pas non plus que, pour arrêter cette irritation douloureuse de la gencive, produite par les dents qui cherchent à sortir, il faille déchirer avec l'ongle cette partie qui les recouvre : pour quelques cas où l'art a pu employer avec succès l'incision de la gencive, des nourrices indiscrètes en ont souvent augmenté la douleur. Une tranche de citron ou un petit linge trempé dans du verjus, en calmant l'irritation de la gencive, rend le tissu de celle-ci plus facile à se rompre sous la dent qui fait effort pour sortir, et sous ce rapport on pourra quelquefois y avoir recours ; mais il convient d'être prudent pour ne pas abuser de ce moyen.

Il est si naturel de donner des hochets aux enfans, qu'on n'est embarrassé que sur le choix de ce qui en fait la principale partie ; les hommes de l'art se plaignent également de ceux qui durcissent les gencives, et de ceux qui les relâchent. Le plus souvent la bouche de ces enfans, échauffée par le travail de la dentition, appète ce qui peut la rafraîchir, et tout corps qui se trouve sous leurs foibles mains, leur paroît propre à satisfaire ce besoin ; sous ce rapport les hochets de cristal, de corail ou d'ivoire semblent avoir quelque avantage ; il ne faut cependant pas leur en faire une habitude de trop bonne heure, parce que les gencives pressées continuellement par ce corps dur, perdroient leur souplesse, et ne seroient percées qu'avec plus de peine par la dent qui pousse : dans tous les cas, il est prudent d'en suspendre l'usage de semaines en semaines, et d'y substituer une racine de guimauve ou un bâton de réglisse, ou une autre substance qui puisse relâcher et ramollir un peu la gencive, et en diminuer l'irritation. On fait avec la gomme élastique, des hochets qui n'ont pas l'inconvénient de durcir ni de relâcher les gencives; une petite croûte de pain amincie peut aussi en tenir lieu.

Quant aux colliers qu'on propose pour faire pousser les dents sans douleur, dans presque tous les cas ils ne peuvent nuire, s'ils ne sont pas utiles; de quelques-uns il peut s'échapper des effluves qui, étant absorbés par les pores de la peau, portent du calme dans les fonctions quelquefois trop agitées de l'économie animale, et entretenir cette belle harmonie si nécessaire à la dentition, tels sont ceux de racine de pivoine, de valériane et autres substances dont l'odeur est forte; mais pour ceux-là, sur lesquels il ne faut cependant pas trop compter, combien il y en a qui n'agissent que sur l'imagination de la mère ou de la nourrice.

Ah! quelle jouissance pour une mère sensible, quand la dernière des vingt dents de lait a percé la gencive! Le sourire gracieux de son enfant, auquel la présence de ces dents ajoute tant de charme, n'est plus mêlé d'inquiétude: leur bel arrangement et leur blancheur sont l'objet de son admiration, et déja elles lui donnent l'espoir que celles qui les remplaceront, auront les mêmes avantages. Le temps s'écoule, et l'art le plus souvent est inutile à la bouche de l'enfant, à moins que des douleurs n'avertissent que parmi ces dents quelqu'une est affectée de carie ; comme un jour cette dent doit tomber, il faut en précipiter la chute, c'est-à-dire, en faire l'extraction, si le repos et la santé en sont troublés, ou si sa présence donne lieu à des abcès ou à des ulcères de la bouche ; autrement on peut l'abandonner à la nature plutôt que de faire connoître sans nécessité la douleur d'une opération à un être délicat, qui n'apprendra toujours que trop tôt à souffrir. En vain diroit-on que la carie de cette dent va se communiquer à celle qui doit la remplacer ; il n'y a rien à craindre, tout est prévu ; il existe entre ces deux dents une cloison qui est en partie osseuse et en partie membraneuse.

Beaucoup de mères craignent de sevrer leurs enfans pendant qu'ils font leurs dents, telle est leur expression, c'est-à-dire, dans l'intervalle qui s'écoule depuis la sortie de la première dent de lait jusqu'à celle de la dernière : en examinant de près les lois de la nature, ces craintes paroîtront fondées ; et de même qu'on estime que le lait est la seule nourriture propre à l'enfant, tant qu'il n'a pas encore de dents, de même on en conclura qu'il ne faut l'en priver que lorsqu'il a tous les instrumens nécessaires à broyer les alimens solides : ce principe est incontestable ; aussi remarque-t-on que, pour n'y avoir pas eu égard, quelques enfans en souffrent, et que leur dentition en est plus difficile. Si l'on considère d'un autre côté que l'enfant

qui

qui souffre d'une dent prête à percer, refuse toute espèce d'aliment, et ne cherche que le sein de sa mère, où il trouve en même temps que sa nourriture, le véritable remède à l'irritation et à la douleur de ses gencives, on ne doutera nullement que ce n'est pas là l'époque où il convient de le sevrer, et que pour le plus sûr il faut attendre la sortie de toutes les dents de lait. Une circonstance cependant semble favoriser l'entréprise hardie de quelques mères qui sèvrent leur enfant, quoiqu'il n'ait aucune dent, ou lorsqu'il n'en a encore que deux ou quatre; elle tient à sa bonne constitution physique, et à l'habitude qu'il a déjà contractée d'une nourriture appropriée à son âge, avant même qu'il connoisse la douleur qui accompagne le plus souvent la sortie des canines ou des molaires; les boissons artificielles lui tiennent lieu de ce calmant que lui auroit donné le sein de sa mère, et la dentition avec une bonne santé n'en suit pas moins une marche régulière. Ainsi vient l'enfant qui ne connut pas même le bonheur d'une mère nourrice. Que cet exemple néanmoins ne rende pas les mères trop entreprenantes, et qu'elles se ressouviennent qu'il n'appartient qu'à l'homme de l'art de décider à quelle époque on doit sevrer tel ou tel enfant sous le rapport de sa dentition.

§ III.

De la seconde Dentition, ou des Dents de remplacement et des Dents permanentes.

Le premier septenaire approche de sa fin, et les vingt premières dents commencent à ne plus être aussi agréables; en devenant plus grand, l'intervalle qui les sépare, annonce qu'elles sont trop petites pour une bouche qui s'est agrandie : bientôt les incisives s'ébranlent et tombent, pour faire place à celles qui doivent leur succéder; avec le temps les canines et les molaires subissent le même sort, en suivant à-peu-près l'ordre de leur sortie. Sept années environ sont consacrées à cette révolution dentaire : ô sagesse infinie! qui pour cette opération ne veut pas totalement et dans le même instant priver l'homme de ce qui lui est si nécessaire; conduite si conforme aux lois qu'elle s'est imposée sur la nutrition et l'accroissement du corps, qui se font progressivement, avec régularité, et jamais par secousses. Le développement des os de la mâchoire dispose par degrés une place pour les incisives de remplacement, qui sont plus grandes que les dents primitives, pour les quatre premières grosses molaires, qui sortent à sept ans, pour les quatre autres qui viennent vers l'âge de quatorze, et enfin pour les dents de sagesse. On ne s'étonnera pas moins de ce que les molaires de lait, plus grandes que celles qui doivent les remplacer, semblent par-là favoriser l'arrangement des dents : ainsi se prépare et se compose cette arcade dentaire qui, par son utilité et son agrément, doit faire le charme de la vie.

Mais cette mère si bienfaisante, la nature, est parfois *oublieuse ;* elle s'écarte de la voie que l'Auteur de toutes choses lui a tracée : tantôt elle donne une direction oblique à quelques dents, tantôt elle en transporte dans un endroit éloigné de leur vrai siége; ici elles s'entre-croisent, ou elles sont tournées de manière à présenter un de leurs côtés ; là on en voit une qui soulève la lèvre, y cause une excoriation, et la perce; ailleurs c'est une dent implantée au milieu du palais ou dans la face postérieure de l'os de la mâchoire inférieure. Tant de bizarreries sollicitent ici pour la jeunesse l'attention des pères et mères. Le moindre ébranlement des incisives est le signal de la surveillance; un coup d'œil jeté sur les parties environnantes, guide sagement nos opérations ; mais, que dis-je ? il est des cas où, sans que les incisives remuent et tombent, il s'en élève deux autres derrière elles, et l'éveil de leur présence n'est donné que par les voisines qui s'ébranlent à leur tour. Dans ce cas, celles-ci plus en avant, sans être sorties, n'en bornent pas moins l'espace que les incisives du milieu doivent occuper ; peut-être même elles ne leur permettront que difficilement de s'y placer, à moins que pour rendre plus facile le placement des unes et des autres, on ne fasse l'extraction des canines de lait. De l'oubli de la premiere surveillance, et de la suite qu'on y donne en abandonnant le tout à la nature, naissent presque tous les désordres de l'arcade dentaire. Souvent une sensibilité mal raisonnée de la part des parens, pour éviter à l'enfance une douleur momentanée, expose la jeunesse à des souffrances plus cruelles, tant au physique qu'au moral: d'un côté on voit une jeune fille qui qui ménage son rire, suivant les occasions, pour ne pas montrer ses dents mal rangées, quoique bonnes; d'un autre côté, c'est un garçon dont les dents placées les unes sur les autres, sont couvertes de tartre, et souvent cariées et douloureuses.

Ces considérations, dont chacun peut vérifier aisément l'exactitude, démontrent jusqu'à l'évidence la nécessité d'examiner souvent la bouche des enfans, depuis six ans environ jusqu'à quatorze : des premiers soins dépendent presque toujours le bel arrangement des dents et leur conservation. Ainsi l'on voit sous la main d'un habile jardinier les branches d'un arbre prendre une direction convenable, soit pour l'utilité, soit pour l'agrément; et de même qu'il émonde une branche qui nuit à l'accroissement d'une autre, de même le dentiste, afin que les dents secondaires puissent se placer avec régularité, ne balance pas de tirer une dent de lait, dont le voisinage est un obstacle : les graces qui doivent orner la bouche, lui demandent même quelquefois le sacrifice d'une dent de remplacement ; mais, dans cette fâcheuse circonstance, il a le plus grand soin de conserver celles qui sont le plus en évidence.

La conformation de la face détermine toujours l'ordre des dents ; quand elle est plate et carrée, les mâchoires présentent un contour presque circulaire, dans lequel les dents s'implantent avec plus de régularité ; au contraire, lorsque la face est étroite et saillante dans son milieu, comme si la tête avoit été aplatie par les côtés, la mâchoire a la forme de l'extrémité d'un ovale, et elle n'offre pas assez de place à l'arrangement des dents : de là ces bouches qui semblent avoir une double rangée de dents, si le dentiste de bonne heure, n'a pas surveillé le placement des incisives, et s'il n'a pas sacrifié ou canines ou molaires de remplacement. Mais quelque forme qu'ait la mâchoire, lorsqu'une dent est hors de rang, on la nomme alors *surdent* ; il est nécessaire d'en faire l'extraction, à moins que, pour ne laisser aucune trace apparente d'irrégularité, on n'aime mieux ôter sa voisine : alors l'une prend la place de l'autre avec d'autant plus de facilité, que n'y ayant plus de résistance du côté où étoit la dent qui gênoit, la pression du doigt suffit, comme le prescrit Celse, célèbre médecin du siècle d'Auguste. Quelquefois, outre le nombre complet de dents, il y en a une qui paroît surnuméraire, et qui est hors de rang ; un examen attentif ne laisse pas long-tems dans l'incertitude sur son véritable siége, qui est encore occupé par une dent de lait ; il ne faut pas alors balancer d'extraire celle-ci, ou la distance qui seroit entre l'une et l'autre s'y opposeroit : c'est le seul moyen de ne pas commettre une erreur en arrachant une dent de remplacement pour une dent de lait (1).

Est-il plus avantageux d'avoir les dents serrées les unes contre les autres, que de les avoir séparées ? Comme chacun a sa manière de voir et de sentir, de même l'opinion varie sur ces deux questions. Sans doute en formant un fond ombré, l'espace qui partage les dents, leur donne plus d'éclat et par conséquent plus de graces ; ainsi le peintre voit la toile se vivifier sous son pinceau, par un heureux mélange de l'ombre et des couleurs : faut-il en conclure qu'on doive avoir recours à la lime pour séparer les dents qui se touchent ? Non certes, dit l'architecte, l'arcade dentaire est une voûte dont la solidité dépend du contact immédiat de toutes les pierres ; non certes, répond aussi le physicien, les dents ainsi serrées se prêtent un appui mutuel contre les secousses qu'elles éprouvent continuellement, en raison composée de la force de l'action horizontale que la mâchoire infé-

(1) Voyez mon Traité *des Accidens de l'extraction des Dents*, sect. 1, paragraphe IX.

rieure a sur la supérieure, et des inégalités que s'oppose le bord correspondant des deux arcs dentaires. Tous les goûts peuvent être satisfaits sous ce rapport; mais il est vrai que l'utile doit l'emporter sur l'agréable : celui-ci est une fleur dont la durée ne promet pas de longues jouissances.

Il est cependant des cas où, les dents étant serrées au point que quelqu'une d'entre elles présente une legère saillie par un des côtés, on peut se permettre d'avoir recours à la lime pour en enlever l'excédant, et lui donner la facilité de se bien placer : mais que le desir d'avoir de belles dents ne fasse pas trop précipiter cette opération; non que je croie qu'il soit dangereux de les limer; une longue expérience m'a prouvé le contraire. D'ailleurs si l'on considère que l'art peut, avec cet instrument, conserver des dents dont la carie a détruit une partie de l'émail et de la substance osseuse; si l'on réfléchit que l'usage de la lime date des premiers siècles de l'ère chrétienne, époque où deux médecins célèbres s'en attribuent la découverte; si enfin on examine, non sans étonnement, que parmi les nègres africains, les uns donnent une forme conique à leurs incisives, et que d'autres avec plus d'adresse, les divisent en deux, de manière qu'on croiroit qu'ils ont huit petites incisives au lieu de quatre, on ne doutera jamais des bons effets de la lime; mais ici son usage doit être réglé par l'âge, l'accroissement et la santé du sujet : c'est le seul moyen d'éviter qu'on attribue à l'art ce qui pourroit dépendre d'une cause légitime.

Il ne faut pas moins de prudence dans l'emploi des fils d'or ou de soie, pour redresser et rappeler certaines dents dans un lieu convenable : l'irritation, la douleur et l'ébranlement qu'il est presque nécessaire de produire avec ces ces fils, commandent beaucoup de précautions ; comme pour l'usage des plaques et des pinces dans la même intention, on doit être très-circonspect : l'art propose ces moyens ; le dentiste, suivant les circonstances, doit en peser les avantages et les inconvéniens. Le succès du moment parle beaucoup en leur faveur ; mais combien de bouches, plus tard il est vrai, ont eu à se plaindre de payer cher un moment de beauté.

Ce n'est pas assez que les dents soient bien rangées les unes à côté des autres ; les fonctions de quelques-unes exigent entre elles un rapport spécial : ainsi les incisives supérieures passent devant les inférieures, et donnent dans leur action l'idée d'une paire de ciseaux qui coupent et divisent les alimens. Quelquefois elles sont dans un rapport inverse, soit par la conformation des mâchoires, soit le plus souvent encore parce qu'on ne fait pas assez d'attention à la sortie et à la direction des incisives supérieures. Une pression long-temps exercée par le doigt, et, ce qu'on aura peine à croire, par la langue, peut arrêter dans son principe cette difformité, contre laquelle trop tard l'art ne proposeroit que des moyens douloureux. En général, plus les incisives sont parallèles dans leur rapprochement, plus elles donnent à la face le caractère de la beauté : on pouvoit en deviner la source dans les belles figures antiques; mais la tête d'une Géorgienne la met en évidence, comme on en jugera facilement par la gravure qu'en a donnée M. Blumenbach. Aussi, plus les incisives s'éloignent de cette ligne parallèle, plus elles diminuent les graces du visage et de la bouche : ici, avec un menton alongé, on voit les incisives, tant supérieures qu'inférieures, renversées du côté de la langue; elles forment un angle rentrant : là un blanc est singulièrement défiguré par les dents saillantes qui constituent le beau de la tête d'un nègre. Contre ces deux difformités, qui tiennent à la conformation des mâchoires, l'art ne peut offrir des ressources efficaces.

Lorsqu'on n'a pas saisi les momens favorables pour faciliter le bel ordre des dents, et que les os de la mâchoire ont pris tout leur accroissement, il seroit souvent inutile de chercher à remédier aux difformités de l'arcade dentaire : il est bien peu de cas alors, où la main bienfaisante de l'art puisse les faire disparoître en totalité; elle se borne à corriger tout ce qu'elles

(1) *Collectionis suæ craniorum diversarum gentium*, Decas. III, tab. 23.

offrent de nuisible ou de plus désagréable à l'œil. Une dent trop saillante blesse-t-elle la langue ou les joues, on s'empresse d'en limer la pointe. Par sa longueur fatigue-t-elle dans les mouvemens de la mâchoire, la dent correspondante, la lime, en arrêtant cet effet, préviendra en même temps la perte de celle-ci. Enfin un jeune homme a-t-il des dents plus longues les unes que les autres, ce qui est désagréable; pour empêcher qu'on ne lui applique le proverbe : *C'est Geoffroi à la grand'dent*, on a le plus grand soin d'égaliser ses dents.

En comparant ce qui est utile ou contraire à la conformation des dents, à leur sortie et à leur arrangement, combien celui-là ne se regardera-t-il pas heureux, pour qui la nature a tout fait, ou qui aura trouvé dans l'art des secours contre les écarts de celle-ci? Bien différent est celui dont la denture porte les traces de l'insouciance des parens; son ame affligée semble à son tour se peindre sur ses dents, et plus d'une fois il regrette de ne pas les avoir telles qu'un poète français du seizième siècle les a chantées (1).

Dens non pas dens par-cy par-là semées,
Mais l'une et l'autre ensemble bien serrées;
Dens agencées luysans comme cristal,
D'une longueur moyenne et ordre égal;
Dens en grosseur et rondeur compétente,
Proportionnées en forme équipollente.

(1) *Blasons anatomiques du corps fémenin.* Paris 1550, in-16, pag. 15.

§ IV.

De la propreté de la Bouche.

Lorsque l'homme est muni de ce qui fait le premier instrument de la nutrition, et l'ornement de sa bouche, il ne doit rien négliger pour conserver un don si précieux : quand même les avantages qu'il en retire ne lui en imposeroient pas l'obligation, l'instinct seul lui en rappeleroit la nécessité. A tous les âges de la vie, la bouche échauffée aspire après le rafraîchissement, et l'eau pure dans ce cas lui est aussi utile qu'agréable : ainsi l'on voit l'homme, à sept ans, recourir à ce premier acte conservateur dont il sent le besoin, et dont il reconnoît les bienfaits dans un âge plus avancé, soit après un sommeil agité, soit après les fatigues de la veille. De là sans doute naquit l'usage de laver sa bouche tous les matins, usage adopté par beaucoup de nations, et qui est devenu l'objet d'un précepte religieux chez les Musulmans : « Pour faire la petite ablution, dit Tournefort « dans son Voyage du Levant, on tourne la tête « du côté de la Mecque ; on rince trois fois sa « bouche, et on se nettoie les dents avec une « brosse. » Ce soin tient au prix qu'on met à la conservation des dents, chez un peuple où il étoit défendu autrefois, au rapport de Ménavius, de faire l'extraction d'une dent, sans en avoir obtenu la permission de l'empereur.

Que les enfans apprennent de leurs parens les soins qu'il convient de donner à la bouche ; ils se font ordinairement un jeu de les imiter : ici la leçon agréable se convertira en utile habitude. L'eau pure et froide leur suffit, soit en gargarisme, soit en l'employant avec un linge ou une éponge. Pourquoi, dans les pensions, n'accoutumeroit-on pas la jeunesse à se laver, avant le déjeûner, les dents ainsi que les mains ? Après avoir fait jaillir l'eau de sa bouche, comme d'un outre formé par les joues rebondies, elle trouveroit bien meilleur son déjeuner préparé par l'appétit.

Quelques taches jaunes ou noires paroissent sur les dents ; l'eau ne les enlève pas, et on voudroit ne pas les y voir : c'est à la prudence dans ce cas à décider ce qui doit disparoître. Il faut user de précaution avec un émail dont la solidité n'est à son dernier degré que lorsque l'accroissement de l'homme approche de sa fin, c'est-à-dire quand il a vingt-huit dents. Un tartre jaune comme du safran décolore quelquefois ces jeunes dents, mais il ne leur est pas nuisible ; on peut à la rigueur se dispenser de l'ôter, ainsi que ces cercles ou points noirs qui se forment sur l'émail, et qui y tiennent fortement : quoique ceux-ci puissent reconnoître d'autres causes, la chaleur de la bouche, produite par le travail de la seconde dentition, les fait naître et les entretient : quiconque les feroit ôter aujourd'hui, les reverroit peu de temps après, s'il n'avoit pas soin de sa bouche. Comme ces points sont plus désagréables que nuisibles, on risque moins de les laisser que de vouloir en détruire jusqu'au plus léger vestige : il faut donc, dans l'enfance, n'enlever que ce qui frappe désagréablement la vue.

Mais il n'en est pas de même de ce tartre épais et jaunâtre qu'on voit, pour ainsi dire, incruster les dents, sur-tout chez les enfans qui ayant souffert de quelque dent, ont cessé de manger d'un côté. Il n'y a point à balancer, il faut avoir le plus grand soin de l'ôter, autrement sa présence échaufferoit la bouche, rendroit l'haleine fétide, et détermineroit des aphtes, et même des ulcères à l'intérieur des joues. J'ai vu il y a plus de douze ans, dans une pension militaire, ces ulcères négligés passer à un état de mortification gangréneuse, qui, en se propageant sur les gencives, avoit frappé de mort l'os maxillaire subjacent, et occasionné ainsi la perte des dents de lait, et de celles de remplacement qui n'étoient pas sorties. Cette espèce de tartre ne tient pas beaucoup sur les dents ; il s'enlève aisément par écailles, et laisse à découvert des dents qui paroissent d'autant plus blanches, que les gencives sont alors très-rouges : si en ôtant ce tartre on découvre quelque dent cariée sur laquelle l'enfant ne mange pas à cause de la douleur qu'elle lui cause, son extraction ne doit pas être différée ; c'est le seul moyen d'empêcher que le tartre, en s'accumulant, ne forme de nouvelles incrustations, et ne porte préjudice aux autres dents.

Rien sans doute n'est plus simple ni plus facile que de se rincer tous les matins la bouche avec de l'eau ; mais ce qui suffit à l'enfant, ne convient pas toujours dans un âge plus avancé. Il semble que plus l'homme approche du terme de l'accroissement, plus ses dents se couvrent d'un tartre qui est tantôt mou et onctueux, tantôt dur comme une pierre : le tempérament, le genre de vie, l'état de la santé et le défaut de soins, en varient la quantité. Il y a des individus qui, sans soigner leurs dents, ne les ont jamais ni sales ni ternies ; d'autres, et c'est le plus grand nombre, les sentent, après le sommeil, comme agglutinées par une sorte de limon qui, en augmentant de jour en jour et se durcissant, forme le tartre. Si la malpropreté paroît en faciliter l'amas, il y a des circonstances où avec le plus grand soin on ne peut s'y opposer, comme chez cette personne citée par Berdmore (1) : le tartre s'amassoit sur ses dents avec une telle rapidité, que quoiqu'elle les frottât trois fois par jour avec une brosse, elle ne put empêcher qu'il n'y eût, au bout de six mois, d'aussi fortes incrustations que celles que ce dentiste avoit enlevées auparavant. Ici une maladie pouvoit y donner naissance, comme on le remarque chez ceux dont les solides et les fluides

(1) A Treatise on the disorders and deformities of the teet and gum. London, 1770, c. 7.

sont altérés : témoin cette jeune fille de quinze à seize ans dont parle M. Sabbathier, dans son Traité d'Anatomie ; elle étoit scorbutique, et toutes ses dents étoient renfermées sous une croûte pierreuse qui les unissoit, et qui, repoussant le tissu des gencives en haut et en bas, les avoit presque entièrement déchaussées. Cet illustre chirurgien fit enlever au plus tôt le tartre par un dentiste, afin de prévenir la chute totale des dents, et de faire dégorger les gencives qui étoient très-malades ; ses avis salutaires furent couronnés du succès le plus complet. Bien différente fut la conduite d'un chirurgien de province, qui, par une incision, augmenta l'ouverture de la bouche, pour traiter une tumeur qui soulevoit extraordinairement la joue : cette tumeur n'étoit autre chose qu'un amas de tartre qui enveloppoit les dents ; il l'attaqua avec la gouge et le maillet, et la pièce envoyée à l'Académie royale de chirurgie, en 1789, on y reconnut les dents du malade et l'erreur du chirurgien.

L'eau seule n'ayant pas la propriété de rendre aux dents ce brillant que le limon leur ôte, l'industrie dut y suppléer, et la science chercha à perfectionner les moyens de satisfaire l'amour-propre de quiconque vouloit avoir de belles dents. De-là ce nombre incalculable de recettes pour les nettoyer, dont les auteurs font mention, et dont ils vantent les vertus, sans s'être assurés s'il n'y a point d'inconvénient à s'en servir, comme j'aurai occasion de le prouver ailleurs. Chacun aussi a voulu se créer un dentifrice à sa fantaisie, et la nature entière en est devenue la source intarissable. Mille circonstances semblent même en avoir donné l'idée; ainsi la vue des dents du charbonnier a fait croire que le charbon avoit la propriété de les rendre blanches : bientôt cette substance pulvérisée est venue noircir la bouche d'une jolie femme; et la science, entraînée quelquefois par le torrent des caprices et des modes, en a composé des recettes. Et qui ne verra ici avec plaisir la formule que le médecin Bretonnayau en a donnée dans son poëme intitulé : *la Cosmotique, et Illustration de la face et des mains* (1) ?

> . . . . On tient pour tout certain
> Que qui avecq'charbon de la vigne purelle,
> Dont encor on n'a veu aucun fruit issu d'elle,
> Les cure, mariés au miel triomphant,
> Blanches obscurciront celles de l'éléphant.

Le charbon, comme la suie qui blanchit en apparence les dents du ramoneur, est certainement un dentifrice répugnant, mais encore moins que celui dont se servoient les Celtibériens, aujourd'hui les Espagnols (2), ainsi que celui qui a donné lieu à l'anecdote suivante. On lit dans le Traité des Dents, de B. Martin, page 65, qu'une demoiselle de la cour avoit les dents très-blanches; autant elle avoit

(1) *Voyez* ses Œuvres. Paris, 1583, *in*-4., pag. 62.

(2) *Voyez* ci-dessus, pag. 5 [illegible] 48.

de

de plaisir à les montrer, autant elle prenoit soin de cacher ce qui pouvoit les rendre telles; mais hélas! une circonstance particulière fit découvrir tout le mystère; dans la cassette on trouva son précieux dentifrice, enveloppé d'un beau papier blanc: c'étoit, ô chose merveilleuse! des crottes de chat sauvage. Mais c'en est assez de ces dentifrices aussi bizarres que sales et dégoûtans; ils ne peuvent s'accorder avec la propreté; elle seule plaît toujours, et donne à la vie des jouissances qu'il répugne de chercher par des voies qui affectent désagréablement l'odorat et le goût.

Il est bien plus convenable d'avoir recours à des moyens qui portent avec eux l'utile et l'agréable: une eau spiritueuse, et même aromatique, ajoutée à l'eau qu'on destine pour nettoyer les dents, la rend plus propre à se mêler avec le limon qui en ternit l'émail, à le faire disparoître et à fortifier les gencives: telles sont l'eau-de-vie, l'eau vulnéraire, l'eau de Cologne, de mélisse, l'eau-de-vie de Gayac, et l'esprit de cochléaria; tel est aussi l'élixir odontalgique de feu mon beau-père Leroy de la Faudignère, qui en facilitant le dégorgement des glandes salivaires et buccales, raffermit les gencives, donne de la fraîcheur à la bouche, et conserve les dents: ainsi après les pleurs de l'aurore, l'astre du jour paroît et brille dans toute sa splendeur. Quelques gouttes d'élixir ou de toute autre liqueur également spiritueuse, suffisent pour aromatiser l'eau ; on s'en rince la bouche à plusieurs reprises, on en douche les gencives et les dents avec un morceau de coton qui en est imbibé (1) ; on se sert du cure-dent avec précaution, pour enlever des parcelles d'alimens qui restent quelquefois entre les dents ; on ratisse sa langue pour en ôter le limon qui la couvre (2) ; et ensuite on fait usage d'opiat qu'on porte et qu'on étend sur ses dents avec une racine, et on finit par la brosse.

Il faut avoir soin de porter la racine et la brosse suivant la longueur des dents, parce qu'alors les soies de la brosse sont comme autant de petits cure-dents qui se glissent entre les dents, et enlèvent jusqu'à la derniere trace du limon ; tandis qu'en dirigeant l'action de la brosse de droite à gauche, elle ne passe que sur les parties les plus saillantes de l'arcade dentaire : c'est une tangente qui ne touche la circonférence d'un cercle que dans un point ; de plus, la brosse dans ce sens détache cette pointe légèrement conique des gencives, qui sépare les dents, y est adhérente, et en forme la solidité et l'ornement. Après l'opiat il faut se gargariser avec de l'eau pure, plutôt froide que chaude ; celle-ci relâchant et ramollissant trop le tissu

(1) Je préfère le coton à l'éponge, qui s'encrasse et prend facilement de l'odeur, si on n'a pas le plus grand soin de la tenir propre.

(2) L'instrument dont on se sert pour cette opération, se nomme *gratte-langue* ; il est de baleine, d'écaille, d'ivoire, d'or ou d'argent.

dès gencives, pourroit en faciliter l'engorgement. C'est avec de pareils soins que la jeunesse pourra espérer d'avoir jusque dans la vieillesse,

> Dent blanche comme cristal, voire
> Ainsi que neige, ou blanc yvoire,
> Dent qui sent bon comme faict baulme,
> Dont la bonté vault un royaume (1).

Les sages de l'antiquité étoient d'accord qu'en toutes choses il ne faut rien outrer, *ne quid nimis* : pénétrée de cette vérité, la jeunesse ne doit rien faire à ses dents au-delà de ce que la propreté exige, pour leur donner plus d'éclat; elle ne doit pas chercher à les rendre plus blanches qu'elles ne le sont naturellement : une jouissance éphémère peut lui faire perdre de vue l'atteinte qu'une main indiscrète porteroit à ces organes; mais bientôt elle regrettera, en les regardant quelque temps après, de n'avoir pas donné toute son attention à une sensation désagréable qui l'en avertissoit. En général tous les acides ont la propriété de prêter de la blancheur aux dents, comme l'eau forte l'imprime sur le marbre de couleur, c'est-à-dire en détruisant son poli et sa solidité : une expérience que tout le monde peut répéter, prouve que des dents se ramollissent plus ou moins promptement dans des liqueurs acides, et que la partie terreuse et calcaire qui fait leur solidité, se

(1) *Blasons du corps féminin*, pag. 15.

trouve au fond du vase sous la forme de dépôt. Les anciens n'ignoroient point les qualités malfaisantes des acides à l'égard des dents : le prophète Jérémie (1) dit expressément que si l'on mange des raisins qui ne soient pas mûrs, les dents en sont agacées ; et Salomon, à qui les sciences physiques n'étoient point inconnues, établit une analogie entre l'action de la fumée sur les yeux, et celle du vinaigre sur les dents (2). Quoi ! l'agacement n'est-il pas pour celles-ci ce que la cuisson est à ceux-là ? et n'est-ce pas un état de souffrance que celui de ne pouvoir manger ni serrer les dents les unes contre les autres ? Sous ce rapport il convient donc de dire que l'agacement des dents en est le premier degré de douleur, et que tous les acides produisent ce mal-aise.

Le vinaigre n'est pas le seul qui détériore les dents en les rendant blanches momentanément ; toutes les substances acides qui les agacent, produisent le même effet, tels que l'oseille, le citron, la crême de tartre, et particulièrement les acides minéraux, sous quelque forme qu'on les emploie : déjà il y a plus de cent ans, B. Martin (3) avoit remarqué que ces acides corrodent et calcinent les dents, et qu'ils les font devenir

(1) *Omnis homo qui comederit uvam acerbam, obstupescent dentes ejus.* C. XXXI. vers. 30.

(2) *Quod acetum dentibus, quod fumus oculis, hoc piger est iis qui eumdem emittunt.* Proverb. c. 10. vers. 26.

(3) Dissertation sur les Dents, pag. 69.

jaunes d'une manière à ne jamais changer de couleur: il eût pu ajouter qu'en perdant leur poli, elles finissoient par prendre une teinte noire. Par quelle fatalité les esprits sont-ils donc fascinés sur les effets des dentrifices dont les acides forment la base? Ah! n'en doutez pas, c'est le charme d'une belle fleur dont l'odeur ne frappe agréablement l'odorat, que pour mieux porter son coup mortel à qui ose s'en approcher. Comment donc de nos jours des dentistes ont-ils osé se servir de ces agens perfides pour nettoyer les dents? Je connois plusieurs dames à qui, dans leur pension, on a nettoyé les dents avec un morceau de bois trempé dans un de ces acides violens : leurs dents très-blanches d'abord, mais vivement agacées, devenues ensuite noires et cariées, sont aujourd'hui des témoins irrécusables de cette détestable manière d'opérer. Dentistes, entre les mains de qui ces acides sont un moyen de flatter l'amour-propre d'une jolie femme qui veut se parer de ses dents, contentez-vous des instrumens que l'art met entre vos mains; le fer sur les dents, dirigé avec adresse, ne les blesse jamais; autrement la précaution que vous prendrez en employant ces acides, et l'agacement des dents qui en sera la suite, décéleront tout-à-la-fois le danger de ce cosmétique, et vous déméritéront la confiance publique.

Si ces vérités n'ont pas aux yeux de quelques hommes tout le prix qu'elles méritent, ils voudront bien seulement se ressouvenir de la leçon médicale que leur donnent les vaches, dont M. le Vaillant a observé les habitudes chez les Caffres (1) : suivant cet illustre voyageur, lorsque ces vaches ont mangé des herbes dont le goût est sûr, elles ont les dents vivement agacées, et pour se soulager elles se rongent mutuellement les cornes, quand elles ne trouvent pas d'os ; ces hommes alors, après avoir fait usage d'acides pour la propreté de leurs dents, chercheront, à l'instar de ces animaux, à en émousser l'agacement en rongeant leurs ongles, et ils finiront..... par se mordre les doigts.

La jeunesse inexpérimentée doit-elle ignorer que ces poudres qu'on lui propose souvent pour nettoyer ses dents, si elles n'ont pas d'acidité, ont le plus souvent une vertu absorbante, dessicative et astringente, dont l'effet est d'agir sur les gencives, et qu'alors les fibres de celles-ci se resserrant sur elles-mêmes, la sertissure des dents s'en trouve détruite ? Pour un très-petit nombre qui peuvent être bonnes, il y en a beaucoup de dangereuses : aussi M. Plenk, savant professeur de chirurgie en Allemagne (2), observe que ceux qui se frottent fortement les dents avec une poudre dure et grossière, en détruisent promptement l'émail. Le dentiste anglais Berdmore, dont j'ai déja parlé, écrivoit il y a quarante ans, que dans l'espace d'une

(1) Voyage dans l'intérieur de l'Afrique, tom. II, pag. 285.
(2) *Doctrina de Morbis dentium*, pag. 36.

heure il avoit usé la plus grande partie de l'émail d'une dent en la frottant avec une brosse très-dure, qu'il mouilloit et chargeoit d'une poudre dentifrique. On se sert aussi pour les dents de brosses dont on ne voudroit pas frotter la peau, sans faire attention que les gencives en sont toujours touchées, et qu'elles ne peuvent manquer d'en être lésées. Faut-il donc que l'animal qui en fournit les soies, le sanglier, soit encore quelquefois, après sa mort comme auparavant, nuisible et dangereux pour l'homme? Une brosse douce et fine doit être préférée; utile pour la propreté des dents, elle n'a aucun des inconvéniens des brosses dures.

Quelques particules alimentaires qui se sont engagées entre les dents, ne tarderoient à s'y corrompre, si elles y séjournoient, donneroient de l'odeur à la bouche, et irriteroient les gencives: les débris de noisettes, d'amandes, de pepins et de substances salées, sont celles dont la présence est le plus nuisible : il convient de les ôter avec un cure-dent, et ensuite de se laver la bouche avec de l'eau. Le vin dont Galien recommande l'usage après avoir mangé du lait ou des substances grasses et visqueuses, ne s'accommoderoit pas avec les usages de la société.

Lorsque l'âge donne à la main du poids et de l'expérience, les cure-dents d'or ou d'argent peuvent quelquefois remplacer ceux de plume, qui cependant sont toujours préférables; mais il importe d'observer que si les uns ou les autres se trouvent trop engagés entre les dents, il ne faut jamais les tirer avec violence ou par secousse. Dirai-je que l'on a vu quelquefois des dents usées sur les côtés par le passage réitéré d'une aiguille, ou d'une épingle de cuivre, et être dans cet endroit imprégnées de particules cuivreuses ? Soit qu'une douleur antécédente ait nécessité ce frottement, soit qu'elle en ait été la suite, l'extraction des dents en est devenue plus urgente. Un couteau tenir lieu de cure-dent ! Quand les convenances sociales n'en interdiroient pas l'usage, les accidens qui peuvent en naître, s'y opposent. J'ai été consulté pour une jeune fille de dix ans qui s'étoit fracturé la petite incisive inférieure avec un couteau qu'elle avoit mis entre cette dent et la canine : n'en ayant éprouvé de vives douleurs que le troisième jour, la maîtresse de pension, et de suite les parens n'en furent instruits qu'à cette époque ; et ce ne fut que le sixième que je la délivrai de sa dent et de ses douleurs. Souvent des dents rayées, fatiguées dans leur sertissure par les petits instrumens de poche dont quelques personnes croient tirer avantage pour la propreté, offrent la preuve des inconvéniens qui en résultent ; ainsi quand on ne sait pas s'en servir, on voit tourner à sa perte des armes destinées pour sa défense.

Il n'est pas indifférent de se servir sans choix et sans précaution de tout ce dont on vante les vertus pour nettoyer les dents : outre les substances qui de leur nature, peuvent être nuisibles à ces organes, il y en a qui peuvent le devenir par circonstance : ainsi l'on a vu les feuilles d'oseille, de cochléaria et autres, portées dans la bouche sans être lavées, et encore imbibées ou couvertes des excrémens de quelque insecte, déterminer sur les gencives et dans l'intérieur de la bouche une légère inflammation, des boutons, ou des ulcères. Que Mizauld (1) ait emprunté de Boccace (2) une anecdote qui ajoute à ce tableau, moins crédule que le médecin, tout lecteur ne la verra pas ici sans intérêt : voici le fait.

Deux jeunes personnes, Pasquin et Simone, s'entretenoient au pied d'un arbre, dans un jardin, sur les propriétés de la sauge pour nettoyer les dents : Pasquin même cueillit quelques feuilles de cette plante, et s'en frotta les dents et les gencives ; mais bientôt il devint pâle, et perdit la vue, la parole et la vie : le visage étoit enflé et tout marqueté de taches noires. Simone fut alors accusée d'avoir empoisonné ce jeune homme ; amenée devant le juge, elle s'expliqua clairement, et, au pied de l'arbre, elle lui montra en se frottant aussi les dents avec quelques feuilles de cette sauge, comment Pasquin s'en étoit servi. Mais quelle surprise ! soudain les mêmes accidens se manifestent, et elle meurt. Dès l'instant même le magistrat, pour

(1) *Memorabilium utilium, ac jucundorum Centuria prima.*
(2) Le Décaméron, Nouvelle XXXVI.

empêcher que pareille scène ne se renouvelât, fit arracher cette plante qu'il croyoit vénéneuse, et on trouva parmi les tiges, un crapaud d'une grosseur énorme : on ne balança pas alors de croire que cet animal n'eût communiqué une qualité mal-faisante aux feuilles d'une plante où il aime beaucoup à vivre.

On sent ordinairement, dans presque tous les dérangemens de la santé, le besoin de laver sa bouche, et sur-tout après le vomissement : dans cette circonstance, les dents excessivement agacées, réclament fortement un remède, et rien de meilleur que les ablutions d'eau légèrement spiritueuse et aromatique ; elles ont ce double avantage de remédier à l'affection désagréable du goût, et de débarrasser les dents de ces matières glutineuses et acides qui s'y sont collées ; il importe de les faire d'autant plus promptement que l'agacement qui existe, annonce que ces matières agissent avec violence sur les dents ; l'acidité en paroît telle que l'émail en est promptement corrodé chez ceux qui sont sujets à vomir fréquemment. Je connois un jeune homme, âgé de vingt-quatre ans, qui ne peut garder aucun aliment solide ; il en a une si grande habitude, qu'il retient dans sa bouche cette pâte alimentaire que l'estomac rejette, pendant assez de temps pour qu'on ne s'aperçoive pas de son incommodité dans la société : la plupart de ses dents en sont tellement affectées, qu'avec un cure-dent on détache l'émail qui est réduit à l'état de chaux, et qui en a la blancheur, et qu'on met ainsi à découvert la substance osseuse qui est plus molle et sensible. Ses dents sont agacées, lorsqu'il vomit ou qu'il mange des fruits aigres; d'où l'on ne peut douter que les sucs de l'estomac, quoique joints aux substances alimentaires, n'ayent sur les dents une action bien destructive. Cette observation s'accorde avec l'expérience de Spallanzani, qui rapporte que le suc gastrique du chien a la propriété de détruire l'émail des dents.

O jeunes épouses! qui payez si souvent par les vomissemens les doux avantages de la maternité, que ces faits soient toujours présens à votre mémoire: ne négligez pas de laver promptement votre bouche après ces instans de crise, si vous voulez conserver vos dents: autrement une ou plusieurs d'elles, d'une texture plus délicate, en seront particulièrement affectées de carie; ensuite viendront des douleurs qui, quoiqu'elles puissent tenir à une autre cause, vous forceront, pour votre santé et celle de votre enfant, à en faire le sacrifice. L'abondance de ces eaux qui inondent votre bouche, n'en exige pas moins les ablutions fréquentes; elles contribueront à empêcher que vos dents n'en perdent leur brillant. Plus d'une fois aussi vous avez accusé le lait de les rendre jaunes pendant votre nourriture; cette remarque, qui n'a point échappé à un célèbre médecin de Paris, Lorry (1), doit aussi

(1) *Tractat. de morbis cutaneis*, pag. 61.

vous engager à veiller sur la propreté de votre bouche, et à ne pas laisser séjourner le tartre sur vos dents pendant l'allaitement.

§ V.

De ce qui est nuisible aux Dents.

Pour être toujours bonnes et belles, les dents exigent d'autres soins, qui tiennent moins à la propreté qu'à l'éloignement de tout ce qui peut leur porter atteinte. S'il est des cas où, comme on le verra plus bas, ces soins ne peuvent avoir lieu, dans beaucoup d'autres la prévoyance les dicte impérieusement : les jeux, les ris, les plaisirs de l'enfance s'en trouveront peut-être contrariés au premier instant, mais ils y gagneront par leur durée, et les regrets n'en seront pas quelquefois une suite inséparable. Mauchart rapporte dans les Éphémérides des Curieux de la Nature, qu'une incisive avoit été fêlée par un noyau de cerise jeté avec violence. Plus d'une fois cet innocent jeu de colin-maillard a été interrompu par une dent qu'on s'est fracturée contre la tablette de marbre d'une commode ou d'une cheminée. J'ai vu l'enfant d'un limonadier dont deux incisives supérieures ont été rompues par un coup de marteau dans un moment où la direction de son bras qui le levoit avec rapidité, fut changée par un de ses camarades. N'a-t-on pas vu aussi des dents renversées ou rompues à ces jeux où on lance avec force un corps dur, tel qu'à la balle, au jeu de paume, ou au billard de jardin. L'exercice des armes n'est point exempt d'un pareil événement : je connois un maître-d'armes qui, jeune, eut plusieurs dents ébranlées d'un coup de fleuret : si elles eussent été chassées tout-à-fait de leur alvéole, je doute qu'il eût imité ce lutteur dont parle Elien (1), qui ayant eu les dents rompues dans le combat, les avala, pour ne pas laisser à son adversaire la satisfaction de s'en apercevoir.

Peindre avec des dents de fer un animal féroce et vorace, est une idée ingénieuse qui appartient au style dans lequel écrivoit le prophète Daniel (2) : c'est donner à la férocité des armes dont la dureté est telle qu'on peut en tirer des étincelles. Confiant dans cette solidité, aucun homme ne doit se permettre d'imiter l'exemple de celui dont les dents rendoient du feu, lorsqu'on les frappoit avec un caillou (3) ; il laissera aussi le fanfaron mâcher du verre et des pierres, et le téméraire casser des noyaux et des noix (4) ; les employer à cet usage, c'est s'exposer à les fêler, à les ébranler, ou au

(1) *Historiar. diversar.* Lib. x, c. 19.

(2) *Et ecce bestia quarta terribilis, atque mirabilis, et fortis nimis, dentes ferreos habebat magnos.* C. VII, vers. 7.

(3) Th. Bartholini, *de Luce hominum et brutorum.* Lib. I, c. 13.

(4) Le nom de casse-noix, *nucifrangibulum*, ne convient point aux dents, ainsi que le comique Plaute a voulu le faire entendre. *Bacchid.* Act. IV, sc. II.

moins à y déterminer une irritation, qui par la suite deviendra la cause de la carie et des douleurs.

Les incisives, dont quelques personnes se servent pour couper leur fil, sont exposées aux mêmes inconvéniens. Mais que dire de ces hommes qui avec leurs dents, portent leur semblable, soulèvent une table ou quelque pesant fardeau? Une gageure, une jouissance du moment n'est pas toujours exempte de repentir. Ceux qui sont jaloux d'avoir de bonnes dents, n'en seront pas sans doute les imitateurs, et ils s'exposeront encore moins à les mettre au jeu comme ces hommes passionnés qui, ayant perdu leur fortune, ont joué leurs dents, leurs sourcils et leur femme. (1) Ces joueurs avoient, sur la nécessité de conserver les dents, une opinion bien différente que les Hébreux, qui, en matière criminelle, regardoient la perte d'une dent comme digne du talion (2).

Une pipe entre les dents, les agace d'abord, ensuite par l'usage journalier les use, et y forme un vide que l'art semble avoir fait pour le tuyau de la pipe : ici la bouche pourroit à juste titre être appelée *Fumivore*; que la plus grande partie de la fumée en soit rejetée, il n'y en a que trop de consumée par l'absorption, et il n'en

(1) *Sed nec defuere qui dentibus et superciliis lusisse visi sunt, sicut et ipse venetum qui in uxorem suam luserat vidi.* PASCASIUS JUSTUS, de Alea, Lib. 1, pag. 24.

(2) *Dentem pro dente*, dit Moïse au chapitre 21 de l'Exode.

reste encore que trop sur les dents, où elle se montre sous la forme d'un tartre fuligineux et carboniqué. La quantité de salive que la pipe fait rendre, ne permet pas de douter que la fumée, par son âcreté n'irrite les glandes salivaires et toute la membrane de la bouche ; les gencives n'en sont pas moins atteintes ; delà cette légère tuméfaction qu'on y remarque chez les fumeurs, et chez ceux qui mâchent du tabac, comme l'a observé Rouppe, en parlant des maladies des gens de mer (1). On en peut donc conclure que si le tabac mâché ou fumé a quelques avantages, on doit en craindre, seulement pour la bouche, beaucoup d'inconvéniens. Je laisse au médecin à faire connoître jusqu'où la santé peut s'en trouver bien, ou en éprouver quelque dérangement.

On desire, on cherche, on aime à savourer les glaces et les sorbets ; le palais en est agréablement affecté : si cependant ils viennent à toucher les organes à l'action desquels on ne doit pas les subordonner, bientôt ils prouvent, par une ingrate sensation, la vérité d'un aphorisme d'Hippocrate : *Le froid est nuisible aux dents,* avoit dit ce père de la médecine (2) ; oui, il les congèle comme la chaleur les brûle ; mais le passage de l'un à l'autre rend toujours ces agens plus dangereux. On dit en proverbe (3)

(1) *De Morbis Navigantium liber unus.*

(2) *Frigidum inimicum ossibus, dentibus.* Sect. V, aph. 18.

(3) *Pultes ferventes faciunt corrumpere dentes.*

que soupe chaude gâte les dents ; le froid du vin qu'on boit après, y contribueroit-il? Comme après l'action d'un air glacial, le thé bouillant rend sensibles et jaunes les dents des amateurs, et finit par les perdre. Delà vient, comme le rapportent plusieurs observateurs, cette douleur, et presque toutes les maladies des dents auxquelles l'homme est sujet, maladies que partagent avec lui les animaux qui vivent dans sa société ; témoin les chiens, et entre autres celui dont parle Phèdre (1) : avec ses dents cariées, il n'avoit pas la force d'arrêter un sanglier. Le rat, au contraire, conservant davantage ses habitudes sauvages, est plaisant à voir fier de ses dents, et n'en touchant que du bout un reste de lard dont un de ses camarades vouloit le régaler. Une belle dent qui est le *dens superbus* d'Horace (2), craint d'être ternie par des alimens peu recherchés.

Si les poëtes n'avoient tracé d'une touche hardie les torts que la mal-propreté fait aux dents, si je n'avois déjà parlé des effets du tartre qui en est la suite, ce qu'il faudroit dire à ce sujet, trouveroit ici sa place. Qu'il me suffise de rappeler en peu de mots que le défaut de propreté facilite l'amas du tartre autour des dents, les rend sensibles, douloureuses et vacillantes, et qu'il en entraîne ainsi la perte : quelquefois cependant avec des soins, on voit encore ces

(1) *Fabular. lib. V. fab.* 10.
(2) *Lib. II, sat.* 6.

tristes

tristes effets avoir lieu, sur-tout d'un côté; dans ce cas, la simple inspection de la bouche en décèle bientôt la vraie cause. Que la jeunesse y songe bien: une dent de lait cariée et douloureuse lui fait contracter l'habitude de ne manger que du côté opposé, en attendant qu'une dent de remplacement lui en fasse prendre une meilleure; la mastication cependant doit s'opérer des deux côtés, et l'art est là pour en lever tous les obstacles. Sans cette précaution, il est des individus sur les dents desquels le tartre s'amasseroit en grande masse, uniroit les deux mâchoires, et en empêcheroit les mouvemens, ainsi que Gérauldi en rapporte un exemple (1).

Qui ne doit pas craindre que le défaut de propreté n'entraine l'odeur de la bouche? On ignore que le jurisconsulte a mis en question, si celui-là se porte bien, qui sent de la bouche, *cui os olet*; mais dans la société, où souvent on s'embrasse, il est assez connu que le nez seul sent tout le prix d'un fétide baiser. Quelques anecdotes, auxquelles la mauvaise haleine a donné lieu, soit qu'elle vienne de la malpropreté de la bouche, soit qu'elle ait une autre source, pourroient ici servir de leçon à la jeunesse. Recueillies par le savant Bibliothécaire de l'École de Médecine de Paris, M. Sue, il me suffira d'en citer la suivante. Benserade,

(1) L'Art de conserver les Dents, pag. 135.

après avoir entendu chanter dans une compagnie, une demoiselle qui avoit l'haleine très-forte, dit à son voisin : *Voilà une très-belle voix et de fort belles paroles; mais l'*air *n'en vaut rien* (1).

Ce n'est point ici le lieu d'examiner jusqu'où et comment les maladies influent sur les dents; j'en ai déja dit quelque chose ailleurs (2), et la discussion nous meneroit trop loin : il importe seulement de savoir que dans les maladies aiguës et inflammatoires, les dents deviennent jaunes et noires, qu'elles se couvrent, ainsi que les gencives, d'un limon fort épais, et que parfois elles commencent à se carier. C'en est assez sans doute pour donner l'éveil, et rappeler le souvenir des soins qu'il convient de donner à la bouche après les maladies. Beaucoup de personnes ont eu à se plaindre pour les avoir négligés. Peut-être même, pendant le cours des maladies, lorsque les forces et la présence d'esprit le permettent, il conviendroit de faire laver la bouche des malades après la visite du médecin; je dis après la visite du médecin, parce que la bouche est pour l'homme de l'art un *thermomètre de santé* qu'il aime à consulter, afin de mieux diriger ses opérations. Il résulteroit de cette propreté, que la bouche moins limoneuse, et les dents moins agglutinées entre elles, ne

(1) Anecdotes historiques, littéraires et critiques sur la Médecine, la Chirurgie et la Pharmacie. Paris, 1785, pag. 122.

(2) *Voyez* mes Réflexions sur l'Odontalgie considérée dans ses rapports avec d'autres maladies. Paris, an XI.

deviendroient pas une nouvelle source de corruption transportée tant dans l'estomac avec les boissons, que dans la circulation par les vaisseaux absorbans; et si le malade, d'après l'avis de son médecin, prenoit quelque aliment ou d'autres douceurs, il en sentiroit bien mieux le prix. J'en appelle au témoignage de ceux qui, dans leurs maladies, n'ont jamais si bien goûté leur premier repas que le second.

Ceux qui ont des maladies de longue durée, ne doivent pas oublier que souvent la bouche est affectée par l'humeur acrimonieuse qui les a produites, ou par les suites d'un traitement employé pour les combattre : la malpropreté en est, dans plusieurs occasions, la cause déterminante. J'ai vu le tartre, par sa présence, irriter les gencives, y attirer la goutte, une affection dartreuse ou rhumatismale, et être la cause de l'ébranlement et de la perte des dents. Les personnes qui sont obligées de prendre des boissons dans lesquelles il y a des acides minéraux, ont vu leurs dents agacées, jaunes, et quelquefois cariées. Enfin, combien n'y en a-t-il pas qui, par suite de traitemens avec le mercure, ont eu la bouche échauffée, avec plus ou moins de salivation, les gencives gonflées et les dents vacillantes? Si ces accidens peuvent avoir lieu, lors même que les dents sont bonnes et propres, on doit encore plus les craindre; quand les gencives sont molles, tuméfiées et sensibles, soit par la présence du tartre, soit parce que des dents cariées et douloureuses restreignent la mastication à un seul côté. Ici ma simple observation est sanctionnée du sceau de l'expérience du chirurgien en chef de l'hospice des vénériens, M. Cullerier, qui depuis vingt ans donne avec distinction ses soins aux malades qui lui sont confiés. Dans tous ces cas, la surveillance du dentiste est aussi indispensable que les soins personnels sont utiles et nécessaires pendant et après le cours des maladies.

On ne manquera pas de dire que c'est mener une vie bien triste que de s'astreindre aux lois de la médecine(1); mais tel qui tient ce langage, ne manque jamais d'appeler le médecin à son secours, quand les circonstances l'exigent, et peut-être s'y trouveroit-il moins forcé, si la raison, plus que les caprices, régloit son genre de vie. Quoi! dira-t-on, pour les dents il faut tant de précautions? Elles ne sont pas si utiles, puisque, sans s'assujétir, on voit beaucoup de personnes avec de belles et bonnes dents. De ce que dans la société il y a des hommes assez robustes, assez heureux pour vivre sans maladies et sans médecins, il n'en faut pas conclure qu'il importe peu d'éviter tout ce qui rend malade.

Celui dont la santé est débile, a besoin, plus que tout autre, de veiller à la conservation de ses dents. Souvent j'ai vu des jeunes gens qui, avec les apparences d'une bonne santé, pour avoir fait disparoître de leur visage des boutons,

(1) *Misere vivit, qui medice vivit.*

des petites dartres farineuses et ce qu'on nomme *feu volage*, en ont senti les inconvéniens par la carie, les douleurs et la perte de leurs dents. J'ai observé les mêmes effets chez d'autres qui avoient eu long-temps les pieds froids et humides, ou qui les avoient lavés à l'eau froide.

Peut-être conviendroit-il, pour remplir le but que je me suis proposé, d'examiner comment les costumes et les modes s'opposent à la bonté et à la beauté de l'organe dentaire? Lorsque le célèbre Desessartz (1) a dessiné avec une touche aussi effrayante que vigoureuse, les inconvéniens qui en résultent pour la santé; lorsque plus récemment la vérité s'est montrée sous la plume médicale et badine de l'*Ami des Femmes* (2), il me reste seulement à faire remar-

(1) « Comment pourrois-je effacer de ma mémoire, dit ce « Médecin, cette jeune personne qui, brillant de toutes les « grâces et de la force de la jeunesse, jouissant à six heures du soir « de la plus belle santé, est entraînée sous le costume de la « presque nudité, dans ces fêtes que l'on pourroit avec raison « comparer aux Saturnales des Romains, et rentre à onze heures « saisie du froid, la gorge sèche, la poitrine oppressée, déchi- « rée par une toux violente, et perdant bientôt la raison, en « proie au feu dévorant de la fièvre, ne recevant de notre art, « qu'elle implore, de légers soulagemens que pour expier dans « les longues souffrances de la phthisie, et dans une fin prématu- « rée, la crainte de paroître ridicule? » *Résultats des observations faites dans plusieurs départemens de la République, sur les maladies qui ont régné pendant les six premiers mois de l'an VIII.*

(2) Tel est le titre d'un ouvrage de M. Marie de St.-Ursin, concernant l'influence de l'habillement des femmes sur leur mœurs et leur santé.

quer que mille bouches déposeront un jour sur les maux dont les dents en auront été affligées. Si en effet, par cette manière de se vêtir, qui n'est rien moins que conforme aux bonnes mœurs et à la santé, la transpiration est le plus souvent supprimée, les maladies fluxionnaires en sont la suite dans un grand nombre de cas; la bouche où les fluxions s'établissent d'une manière si sensible, en est bientôt affectée; les mâchoires en éprouvent des serremens, et les dents en deviennent malades et douloureuses.

Combien de femmes n'ont pas eu à se plaindre de douleurs de dents, lorsqu'après une belle et très-chaude journée d'été, elles se sont plues à respirer l'air le plus frais de la nuit? Les vêtemens de gaze qu'elles trouvoient trop pesans, n'ont pu les en garantir. Je n'oublierai jamais une femme qui, toutes les fois qu'elle alloit le le soir avec le costume des Graces aux délicieuses promenades de Tivoli ou de Frascati, souffroit le lendemain du mal de dents; trop attachée au plaisir de porter une robe décoletée et sans manches, elle ne vouloit pas y renoncer pour éviter ses douleurs; elle prétendoit que la science devoit lui indiquer un autre moyen: sans doute les bains que M. Marie de St.-Ursin propose aux femmes, de prendre habituellement, en conservant leur costume actuel, eussent pu diminuer, et même faire disparoître les odontalgies de cette dame; mais on peut douter que jamais ils en eussent prévenu les retours; en ramollissant et relâchant la peau, les bains la rendent aussi plus propre à restituer pendant le jour, l'eau dont le corps s'est imbibé le matin; et dans ce cas la transpiration est toujours, le soir, le jouet de la température et du costume.

Il n'est pas indifférent pour les dents, de soumettre la tête aux caprices de la mode. Que des douleurs de dents, au rapport des observateurs, aient été guéries par la coupe des cheveux, on n'en doit pas juger qu'on peut toujours, sans inconvénient, imiter la coiffure de Titus et de Caracalla. Beaucoup de personnes déposeroient le contraire. Comme de ce qu'il y en a eu, qui ont éprouvé des odontalgies chaque fois qu'on les rasoit, il ne faut pas en conclure avec Hottinger(1), que la présence de la barbe en est un préservatif. Les dents cariées et douloureuses de ces respectables cénobites qui se faisoient remarquer par leur longue barbe, ne permettent pas de nous arrêter davantage aux rapports qui existent entre cette partie et les dents. Considérons plutôt un instant, cette masse touffue qui protège de de son ombre cette partie du corps où les sens ont établi leur empire; c'est un organe transpiratoire dont la surface étendue à l'infini, exhale une rosée qui se mêle avec une autre plus abondante qui s'échappe des pores du cuir chevelu : telle est, entre ces parties, cette réciprocité, que l'une ne peut manquer d'être utile à l'autre,

(1) *Voyez* les Mélanges des Curieux de la Nature.

et que l'une par l'autre devient aussi malade ; les fastes de l'art en offrent des exemples. Examinons aussi la nature de cette rosée : loin d'être aqueuse comme celle qui découle des plantes, elle est grasse, huileuse, et semblable à celle qu'on remarque sur la toison des moutons, et en général sur les poils et les plumes de presque tous les animaux. C'est une sorte d'onction naturelle, ingénieusement faite pour répousser toute humidité; en liant les cheveux entr'eux, elle les colle, pour ainsi dire, en masse sur la tête, afin de la mettre à l'abri de ces variations brusques et subites de l'atmosphère.

On ne peut donc, sans imprudence, tourmenter cette belle chevelure, et convertir son utilité en agrément. La poudre a sans doute ses inconvéniens; peut-être son usage fut-il inventé par le besoin : c'est ainsi qu'on voit aujourd'hui employer le son et la poudre d'ivoire pour enlever le gras des cheveux. On ne trouve pas le même motif dans cette manière de les arranger, en les torréfiant avec un fer chaud, et on y voit plus de danger. Mais les couper près de la tête, n'est-ce pas contrarier les vues bienfaisantes de la Providence ? On détruit en grande partie un organe utile, et on en expose un autre aux intempéries de la saison : aussi, après cette manœuvre indiscrète, a-t-on souvent vu des maux de tête, des foiblesses de la vue, des surdités, les glandes du cou engorgées, des douleurs dans la mâchoire, et les dents sur-tout noires, cariées et très-sujettes aux fluxions? Sans rapporter ici aucun fait, il est des personnes qui, dans cette esquisse de maux qu'il appartient à la médecine de traiter plus en grand, reconnoîtront ce qui est arrivé à leur bouche; il en est d'autres aussi qui y trouveront la vraie source des maladies qu'elles rapportent à d'autres causes. Ceux qui se brossent et se frottent fortement la tête, en facilitant la transpiration, peuvent éviter jusqu'à un certain point, les suites fâcheuses qui en accompagnent la suppression; mais il n'en est pas de même de quiconque cherche la propreté de ses cheveux, et prétend les dégraisser dans un baquet d'eau chaude ou sous le robinet d'une pompe: souvent dans les maisons paternelles, la jeunesse qui n'a pas d'expérience, ne fait cette opération que de temps en temps et en cachette; dans quelques pensions au contraire, la loi y assujétit toutes les têtes: c'est un moyen de les nettoyer, qu'on y trouve aussi facile qu'expéditif. On se plaint ensuite de ce que les enfans ont des douleurs de dents, et de ce que fréquemment il faut leur en ôter. Loin d'en chercher la cause ailleurs, on n'en doit accuser dans beaucoup de cas, que cet acte de propreté. Voyez ces enfans avec leur tête qui ne sèche presque jamais: leur visage pâle ne connoîtra point les riches couleurs de l'adolescence, et le sourire de l'enfance fera promptement place aux rides de la vieillesse. En vain diroit-on que, pour ôter toute l'eau, on essuie bien les cheveux ; il en reste toujours assez, pour que la racine ne cesse d'être mouillée, que la transpiration en soit supprimée, et qu'ainsi le cerveau soit continuellement humide. Cette expression vulgaire ne fut jamais plus vraie que dans le sens qu'elle est prise ici : des yeux larmoyans, un nez qui coule, des oreilles qui suppurent, et des fluxions fréquentes sur les dents, tout annonce un excès d'humidité, dont la transpiration supprimée fournit une source abondante. Ceux-là avoient certainement beaucoup d'expérience, qui nous ont transmis le précepte de se laver souvent les mains, rarement les pieds, et jamais la tête (1).

Autrefois, dit-on, les Celtes ne se trouvoient bien parés qu'avec une chevelure couleur d'or : chez d'autres peuples au contraire, comme en France aujourd'hui, cette mode n'étoit pas recherchée ; on préféroit les cheveux noirs ; et quand la nature ne les avoit pas donnés tels, on s'empressoit de les teindre en noir. On n'ignoroit point que les dents pouvoient en recevoir quelque dommage; mais on usoit de précaution pour les en garantir. Elien (2) rapporte que les œufs de corbeau ont la propriété de noircir les cheveux ; puis il ajoute que ceux qui ont recours à cette ruse, ont soin de tenir de l'huile dans leur bouche, parce que sans cette précaution leurs dents deviendroient noires comme leurs che-

(1) *Lava sæpe manus, raro pedes, numquam caput.*

(2) *De Animalium Natura, lib. I, c.* 48.

veux, sans qu'on pût les nettoyer. Une telle prévoyance pour un moyen aussi simple en apparence, doit certainement donner l'éveil sur ces liqueurs, teintures ou pommades qu'on propose pour le même usage, et qui ne sont le plus souvent composées que de substances métalliques, astringentes et caustiques. Que la jeune femme, pour qui quelques cheveux blancs épars çà et là ne sont pas ce que tête blanche est au vieillard, profite de cette leçon, et qu'elle craigne, malgré toute précaution, de ne pas avoir des dents blanches avec des cheveux noirs!

« Pour ne laisser sans remèdes les dents des « damoyselles qui ne pensent ou ne veulent « croire que le fard de l'argent vif ni du sublimé « son filz, puisse gaster n'y ronger leurs dents, « ie les advise avecq le conseil de monsieur Ron- « delet de ce frotter les dents avecq de bonne « thériaque détrempée en vin blanc, parce « qu'elle a un merveilleux effect à résister « contre l'injure de ce poison. » C'est ainsi que s'exprimoit, en 1582, Urbain Hemard, chirurgien qui s'est occupé avec distinction de l'anatomie et des maladies des dents. Ce moyen préservatif, commandé par la cosmétique du temps, est certainemet préférable à un autre indiqué par le même auteur, pour détourner des dents et des gencives l'effet de ces mêmes substances qu'on administre dans quelques maladies : il consistoit à tenir une pièce d'or entre ses dents, pendant quelque temps, « afin, dit-il, que toute

« la vapeur de l'argent vif s'attache contre l'or à « raison de l'amitié qu'ils ont ensemble. » Nos dames aujourd'hui ne seront pas forcées d'avoir recours à de pareils moyens. L'art moderne des embellissemens de la face le plus souvent n'est pas dangereux ; cependant, lorsqu'il est employé à faire disparoître quelques taches du visage, des rousseurs, des dartres ou d'autres éruptions, il peut devenir pernicieux, et pour la santé et en particulier pour les dents, comme je l'ai déja exposé.

Puisque l'état ou les occupations habituelles de quelques hommes sont capables de porter préjudice à leurs dents, c'est un motif de plus pour redoubler de soins. On lit dans les Observations de P. Forest (1), que les apothicaires ont presque toutes leurs dents détruites par la carie, parce qu'ils sont obligés de déguster les sirops et autres compositions sucrées. L'exemple de plusieurs personnes, et entre autres du duc de Beaufort, qui conserva jusqu'à soixante-dix ans ses dents fermes et entières, quoiqu'il eût mangé chaque jour plus d'une livre de sucre pendant quarante ans (2), ne permet pas de croire que le sucre soit nuuisible aux dents, quoique quelquefois il les agace ; il est plus convenable de penser que ce désordre tient aux degustations de substances propres à altérer l'émail, telles que les acides : c'est à cette seule

(1) *Observat. et curat. medicin.* Lib. XIV. observat. 3.

(2) Anecdotes de Médecine de Barbeu Dubourg, pag. 76.

cause qu'une personne de ma connoissance, qui s'est beaucoup livrée aux expériences chimiques, attribue la perte des siennes, et qu'on doit aussi la rapporter chez ceux qui sont occupés à la fabrication des acides minéraux. Les ouvriers qui exploitent les mines de mercure, même ceux qui les surveillent, ainsi que tout homme qui manipule cette substance, voient ordinairement leurs gencives s'engorger, et leurs dents devenir mobiles et douloureuses : mais qui ne s'étonnera pas de la couleur verte que prennent les dents des artisans qui sont occupés à travailler le cuivre? En répétant cette observation, j'ai remarqué que des particules très-fines de ce métal s'étoient unies au tartre qui s'amasse sur les dents, et qu'elles avoient passé à l'état de vert-de-gris. La grande propreté de la bouche et de tout le corps en général éviteroit à ces personnes de grands maux : c'est ainsi que des hommes occupés à mettre les glaces au tain, conservent leur santé et leurs dents ; ils se lavent avec de l'eau, aussitôt après le travail, les bras, le visage, le nez et la bouche.

Il est si fréquent d'entendre dire que l'eau gâte les dents, qu'on seroit tenté d'y croire : par la même raison on seroit étonné de ne point trouver ici les moyens de les préserver de ce prétendu fléau. Que Galien nous apprenne qu'auprès de Suze, en Perse, il y avoit une fontaine dont l'eau faisoit tomber les dents à ceux qui en buvoient ; que les soldats de l'armée de

Germanicus, campée en Allemagne, près du Rhin, y aient trouvé une semblable fontaine, dont les effets leur ont également été funestes; que les eaux de Senlisse, près Chevreuse, rendent les dents des habitans tellement mobiles qu'ils les perdent sans fluxion et sans douleur, on ne doit pas plus en conclure que les eaux de ces endroits soient dangereuses pour les dents, que de dire qu'à Corbeil, près Paris, les habitans perdent les leurs, parce qu'ils y boivent de l'eau de la Seine. Paris, pour ce dernier exemple, offriroit la preuve du contraire. Il n'y a point d'endroit où ce fleuve paye un plus grand tribut aux buveurs d'eau, et on n'a pas remarqué que ceux-là en eussent l'arcade dentaire plus dégradée. En général l'eau, quelque dure qu'elle soit, et quoiqu'elle soit peu propre à dissoudre le savon, ne peut produire de si tristes effets; il faut cependant en excepter les eaux minérales acidules, dont l'usage continu agace les dents, les rend jaunes et douloureuses. Pourquoi plutôt ne pas reconnoître la vraie cause toujours agissante, dans ces émanations humides et froides qui s'élèvent de la surface des eaux et des lieux bas et marécageux? La transpiration en étant le plus souvent supprimée, il doit en naître des maladies catarrhales et fluxionnaires, dont la bouche et les dents sont si rarement exemptes dans les endroits aquatiques. Ainsi l'on voit ceux qui habitent les pays situés au pied des plus hautes montagnes, et les côtes de l'Océan, être privés de leurs dents, avant même qu'ils aient parcouru la moitié de leur carrière.

Si, malgré toutes ces précautions pour conserver ce bel arc dentaire, la carie vient à l'attaquer, il ne faut pas renoncer à l'espoir d'y remédier : l'œil vigilant de l'homme de l'art parviendra toujours à la découvrir ; sa main le plus souvent en arrêtera les progrès, et ses conseils contribueront à en éliminer la cause. Il ne faudroit pas attendre que la douleur donnât l'éveil sur la présence de la carie ; car il y auroit alors une double intention à remplir ; avant de remédier à l'une, on seroit forcé de calmer l'autre, et d'attendre que la dent eût cessé d'être sensible depuis plusieurs jours, autrement on s'exposeroit à y rappeler la douleur. C'est toujours lorsque la carie n'a pas fait beaucoup de progrès, qu'on peut compter sur les opérations de l'art ; dans presque tous les cas la carie en restera là, quand on emploiera à temps la lime et le plomb, sur-tout si on y porte toute l'attention nécessaire. Il ne faut donc pas balancer d'enlever avec la lime et les autres instrumens, la carie qui se manifeste sur les parties latérales des dents, et spécialement des incisives, canines et petites molaires ; celle des grosses molaires n'est pas toujours susceptible d'être détruite par la lime, en raison de ce qu'elle attaque les dents souvent trop près de leurs racines, et qu'on n'en connoit l'existence, que quand elle a fait bien des progrès. Souvent on se borne à séparer les dents cariées, mais ce n'est pas assez; il est nécessaire d'enlever ce principe destructeur; c'est en quoi consiste l'art : aussi, pour n'en avoir pas toujours appliqué les préceptes, on a vu quelquefois la carie faire des progrès, et causer la perte des dents : de là cette répugnance qu'ont quelques personnes pour la lime, dont les bons effets ne sont point équivoques, quand elle est employée à propos.

Quant à l'usage du plomb (1), comme il y a des circonstances qui s'y opposent, de même il y a des conditions qui en assurent le succès. Dans tous les cas il est nécessaire que la cavité produite par la carie, soit tellement disposée, que le plomb dont on la remplit, puisse y être solidement assujéti; sans quoi le plomb s'ébranleroit, et avant même qu'il ne tombe, la dent prendroit de l'odeur, continueroit à se corrompre, et deviendroit douloureuse. La nécessité où l'on est de fouler le plomb dans le creux de la dent, exige qu'elle ne soit pas douloureuse, afin de ne pas exciter, chaque fois qu'on y presse cette substance métallique, des douleurs qui, devenant ensuite plus aiguës, forceroient à en venir à une extraction qu'on cherche à éviter. Le suintement qui se fait quelquefois par l'endroit

(1) L'or et l'étain également laminés, sont des métaux qu'on emploie aussi à plomber les dents.

de

de la carie, est un obstacle à cette bienfaisante opération.

Quelquefois plusieurs dents sont toutes à-la-fois affectées de carie : un tel désordre annonce ou un vice dans leur organisation, ou, plus souvent encore, une cause interne éminemment destructive. Il importe d'en arrêter les effets par les remèdes, dont l'administration doit être confiée à un médecin éclairé : c'est le seul moyen de se mettre à l'abri des douleurs, et de conserver les dents qui ne sont pas encore malades. Cette circonstance exige aussi une plus grande propreté de la bouche.

§ VI.

De quelques préjugés sur les soins qu'il convient de donner aux Dents.

Parmi les causes qui s'opposent à l'arrangement et à la conservation des dents, il ne faut pas ou[illegible]er de compter une foule de préjugés contre lesquels la jeunesse doit d'autant plus être en garde, qu'ils font sur son esprit une impression que le temps détruit difficilement : il suffira de les lui signaler en partie, pour qu'elle les rejette loin d'elle ; déja elle en a reconnu quelques-uns dans ce qui a été dit précédemment, et elle a fixé à leur sujet son opinion d'une manière plus juste et plus solide. Assurément elle ne croira pas, comme bien du monde, que les dents de lait n'ont point de racine ; car, sans cette partie, pourroient-elles être solidement enchâssées dans leur alvéole, et remplir depuis l'époque de leur sortie, des fonctions dont elles s'acquittent si mal à l'approche de leur chute ? Elle ne se laissera pas non plus persuader que pour ôter des dents de lait, auprès desquelles il en pousse d'autres, il faut attendre qu'elles soient devenues mobiles ; elles y restent inébranlables, et constituent une difformité.

Si quelques personnes dont le visage se termine par un menton pointu et saillant, viennent dire que, quoiqu'on leur ait ôté toutes les dents de lait, les unes après les autres, pour l'arrangement de leurs dents secondaires, celles-ci n'en sont pas moins mal placées, et que le dentiste ne peut prévenir ces effets ; la jeunesse, pour qui le rapport de l'espace et des parties qui doivent l'occuper, ne sera point un problème, ne manquera pas d'observer que, si on eût sacrifié quelques dents de remplacement, l'arcade dentaire, quoique moins riche, n'en auroit été que plus régulière et plus agréable. Cependant, quand les dents secondaires sont mal rangées ou affectées de carie, elle se donnera bien garde de les faire extraire, dans l'espoir qu'il en reviendroit d'autres à la place : ces dents n'ont point l'avantage des vingt primitives, qui sont presque toujours heureusement remplacées; comme elle s'abstiendra aussi de faire séparer ses dents, dans l'intention de prévenir la carie: tant il est vrai que ce n'est pas cette disposition, mais bien une cause morbifique qui produit la carie; tant il est vrai que la carie étant aux dents ce que la gangrène est aux chairs, on ne peut pas prévenir plutôt l'une que l'autre.

Souvent on admire les dents du paysan, du ramoneur, et sur-tout du nègre, et on en conclut que, puisqu'elles sont si blanches et si bonnes sans qu'ils les nettoient, il est inutile de donner des soins à sa bouche. Quoi! ceux qui parlent ainsi, ne font pas attention au contraste qui existe entre les dents et la peau basanée ou noire de ces hommes: on pourroit même observer que, s'ils en avoient examiné la bouche, ils y auroient trouvé les mêmes vices de conformation et les mêmes maladies, peut-être en plus petit nombre, que chez ceux qui soignent leurs dents, parce que généralement parlant, ces hommes ont un physique plus fort et plus vigoureux, et que leur manière de vivre est moins préjudiciable à l'appareil dentaire. On croiroit volontiers que les personnes qui s'expriment ainsi, sont persuadées qu'il faut garder ses dents couvertes de crasse, et que le tartre les soutient et les conserve..... Oui, à-peu-près comme les lichens, les mousses et les autres plantes parasites sont aux arbres sur lesquels on les voit naître et s'accroître.

Mais il n'est pas rare d'entendre dire dans les sociétés, que les soins qu'on donne aux dents, leur sont plus nuisibles qu'utiles : là, ce sont des personnes qui se plaignent de ce que leurs dents sont mobiles depuis qu'elles ont été nettoyées; ici, c'en est qui veulent persuader qu'ils ne les ont perdues, que parce qu'on les a limées; ailleurs les dents sont devenues douloureuses, rien que pour les avoir montrées à un dentiste; son œil sans doute seroit donc plus méchant que celui qui avoit fasciné les tendres agneaux du berger Ménalque (*Virgilii Bucol. Ecc. III*). De telles plaintes ne sont point contredites; et par qui le seroient-elles? Ceux qui ont de bonnes dents sans y donner de soins, se taisent pour ne pas faire connoître leur négligence; d'autres qui les ont belles à force de propreté, veulent même ne les devoir qu'à une bonne santé et à un physique bien constitué. Une femme qui conserve toujours des dents que la carie a forcé de limer, sait à quoi s'en tenir, et sourit encore avec grace, mais non sans malice, à tant de propos : un dentiste même a tout entendu; mais, aussi sage que discret, il ne veut blesser l'amour-propre de personne; il est tout entier à la société, auprès de laquelle il oublie qu'il est homme de l'art, et il remet toute explication sur cette matière à l'époque où il est consulté. Imitant son exemple, je ne craindrai point que mon silence vis-à-vis de la jeunesse, que je cherche à instruire, ne prouve l'insuffisance des solides réponses qu'on pourroit faire ici. Assez de bouches peuvent déposer que des dents ébranlées par la présence du tartre, se sont promptement raffermies aussitôt qu'il a été enlevé; que la lime, conduite avec beaucoup d'art, en détruisant toute trace de carie, s'est opposée au désordre imminent de l'appareil dentaire; que le plomb, remplissant une cavité produite par la carie, et dont on a détruit la sensibilité sans faire mourir le nerf, comme on le dit vulgairement, a donné à quelques dents assez de solidité pour qu'on puisse la conserver pendant quinze, vingt ans et plus; et qu'enfin un examen bien exact, fait tous les ans au moins par un dentiste expérimenté, conserve ces organes suivant le vœu de la nature, jusqu'à une extrême vieillesse, sur-tout si, appelé à temps pour quelqu'une des maladies qui les affectent, il a le bon esprit de vouloir y remédier par tous les moyens que la science médicale enseigne. En rappelant au souvenir de celui qui souffre, que telle étoit la pratique des anciens médecins de la Grèce et de Rome, il le convaincra que ce n'est point en séparant une partie de son tout, qu'on en obtient la guérison; et avec le langage de l'expérience, il démontrera qu'il ne faut pas se déterminer si promptement à faire l'extraction de toute dent douloureuse ou cariée.

Rire sans craindre de montrer des dents limées avec adresse, et manger hardiment sur des dents solidement plombées, ce sont des preuves incontestables et des ressources qu'on a droit d'espérer de l'art, et de la satisfaction qu'on goûte à faire voir qu'on a une bonne denture. Mais quelle jouissance de pouvoir remplacer artificiellement une ou plusieurs dents dont on est privé! Avec quel empressement n'a-t-on pas recours à cette ruse innocente, qui cèle le désordre de la bouche! Sans elle, combien d'établissemens n'auroient-ils pas manqué? Elle restitue à la physionomie une partie des graces qu'elle avoit perdues, et elle rend ainsi nul, quant à la forme seulement, l'effet de la loi, dont le titre est *cui dens*, et dont l'objet est d'examiner si celui à qui il manque une dent, jouit d'une bonne santé.

D'après cette seule considération, il importe de rassurer quelques personnes contre les craintes que leur donne la prévention sur les dents artificielles. Qu'elles se pénètrent donc de ces vérités, à l'égard desquelles elles sont dans l'erreur: l'opération qui consiste à réparer les dents qu'on a perdues, n'est point douloureuse; les racines sont presque toujours nécessaires; le canal dentaire qu'on y remarque sert à loger le pivot, sans qu'il soit besoin de faire de trou, et la saine chirurgie rejette loin de la pratique, l'idée de suspendre un dentier à la mâchoire supérieure en perçant les gencives. Ces mêmes personnes doivent également se persuader qu'on peut manger sur des dents artificielles, mais que si quelquefois on s'en dispense, c'est une précaution qui tourne à l'avantage de la conservation de ces dents; comme elles doivent éloigner de leur esprit l'idée qu'on a pu leur suggérer, que les dents artificielles entraînoient la perte des autres: ce surcroît de malheur tient toujours à des causes particulières, qui ont souvent fait remédier à l'absence d'une première dent, ou bien les règles de l'art n'auroient pas été complètement observées pour cette opération.

En terminant ici l'esquisse des moyens de procurer de belles et bonnes dents, et de veiller à leur conservation, je n'ai pas l'ambition de croire qu'il ne reste plus rien à dire sur cette matière: mon but étoit de démontrer jusqu'où s'étendent les soins qu'il convient de donner à la bouche; ils font partie d'une bonne éducation physique. Tout dans la nature est tellement ordonné, que la santé est comme une belle composition musicale, dont l'harmonie ne flatte les sens, que lorsque toutes les parties en sont bien exécutées : ainsi avec la santé les dents sont bonnes, et la bouche toujours fraîche; et par un juste retour, l'organe dentaire bien constitué, est comme un pivot sur lequel pose cette fonction nutritive d'où la santé tire sa source. Que du mauvais état des dents il en naisse mille maux, c'est aux médecins à en tracer le tableau affligeant, et au dentiste à répéter avec l'un d'eux, que pour bien digérer et vivre long-temps, il faut avoir tout le soin possible de sa bouche (1).

(1) *Dentium curam habeto, ut bene digeras et diu vivas; laxatis dentibus laxantur et chyloseos officinæ; hinc mille malorum occasiones.* BAGLIVI *Opera omnia medico-practica, edit. a Doctore* PINEL, pag. 112.

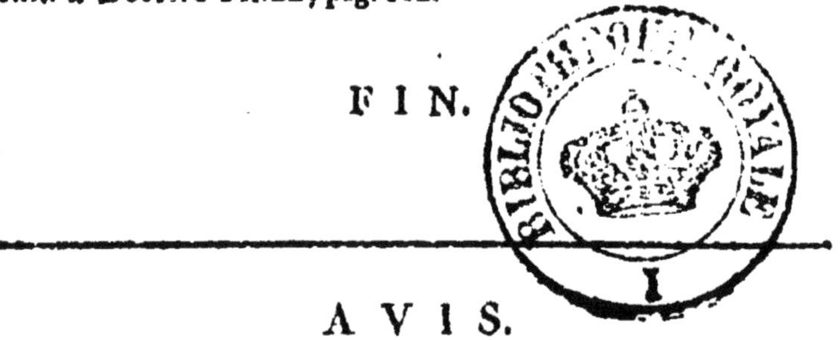

FIN.

AVIS.

M. Croullebois, libraire, rue des Mathurins, prévient qu'il lui reste encore quelques exemplaires des Ouvrages suivans, qui se vendoient précédemment chez l'Auteur, M. Duval, place ci-devant Royale, n.° 280 :

Des Accidens de l'extraction des Dents, *in*-8.°, 96 pag. Paris, an X.

Réflexions sur l'Odontalgie, considérée dans ses rapports avec d'autres maladies, brochure *in*-8.° de 16 pag. Paris, an XI.

ERRATA.

Page 35, ligne 30, *infantum*, lisez : *infantem*.
Page 65, ligne 16, *eau*, lisez : *liqueur*.
Page 95, ligne 30, *les*, lisez : *ces*.

www.ingramcontent.com/pod-product-compliance
Ingram Content Group UK Ltd.
Pitfield, Milton Keynes, MK11 3LW, UK
UKHW012048240726
13965UKWH00003B/1129